ATLAS DE ANATOMIA HUMANA

Anthony B. Olinger

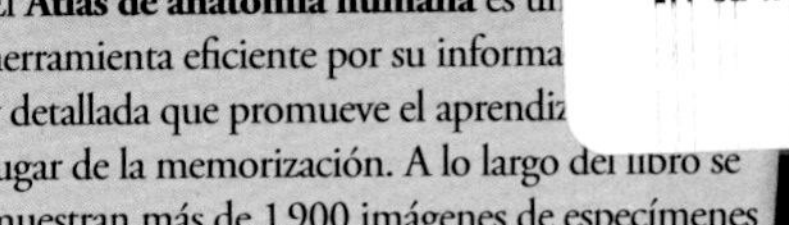

El **Atlas de anatomía humana** es un
herramienta eficiente por su informa
y detallada que promueve el aprendiz
lugar de la memorización. A lo largo del libro se muestran más de 1 900 imágenes de especímenes cadavéricos de alta calidad y diagramas explicativos que ayudan a los estudiantes a desarrollar una verdadera comprensión de cada estructura anatómica. Enfoca la enseñanza de la anatomía de manera integral: cada sistema se revisa en conjunto (osteología, músculos, órganos, vasos y nervios) y se apoya de un apartado específico para puntos clave y correlación clínica.

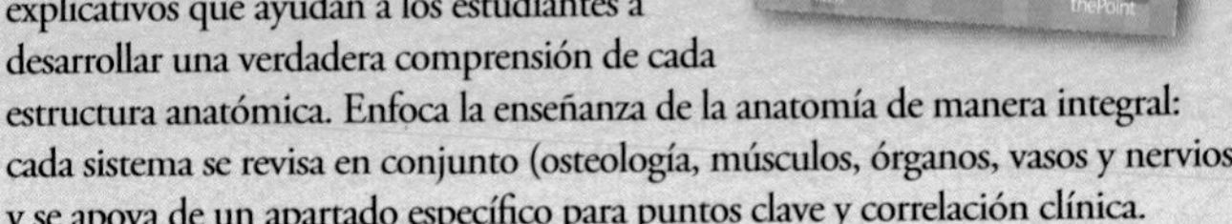

ANATOMÍA 8.ª Ed

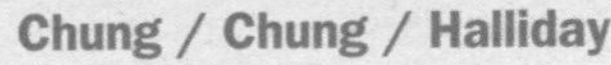

Chung / Chung / Halliday

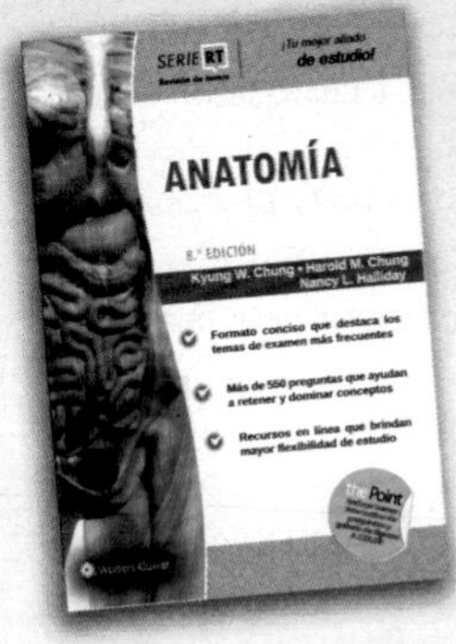

Esta obra integra en el ya tradicional formato de la serie, los fundamentos de la anatomía humana con descripciones concisas acompañadas de correlación clínica, estudios de imagen, ilustraciones y tablas. La obra comienza con un capítulo introductorio sobre los sistemas del cuerpo y después aborda las diferentes regiones anatómicas que lo componen: cabeza y cuello, dorso, tórax, abdomen, pelvis y periné, miembro inferior y superior. Con el fin de facilitar la comprensión y el aprendizaje de la anatomía, la obra se acompaña de diferentes herramientas: preguntas de autoevaluación, resúmenes al final de cada capítulo y tablas que condensan puntos específicos y relevantes.

Wolters Kluwer

Rohen

ATLAS DE ANATOMÍA HUMANA

Memorama

Joel A. Vilensky, PhD
Professor, Department of Anatomy and Cell Biology
Indiana University School of Medicine
Fort Wayne, Indiana

Leslie A. Hoffman, PhD
Assistant Professor, Department of Anatomy and Cell Biology
Indiana University School of Medicine
Fort Wayne, Indiana

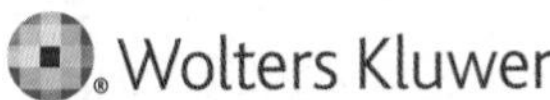

Philadelphia • Baltimore • New York • London
Buenos Aires • Hong Kong • Sydney • Tokyo

Av. Carrilet, 3, 9.ª planta, Edificio D - Ciutat de la Justícia
08902 L'Hospitalet de Llobregat
Barcelona (España)
Tel.: 93 344 47 18
Fax: 93 344 47 16
Correo electrónico: consultas@wolterskluwer.com

Revisión científica
Dr. Antonio Soto Paulino
Médico cirujano, Universidad Nacional Autónoma de México (UNAM)
Coordinador de enseñanza del Departamento de Anatomía, UNAM
Profesor titular de la asignatura de Anatomía humana y Neuroanatomía de la Facultad de Medicina de la UNAM
Profesor de Anatomía humana y Neuroanatomía de la Escuela de Medicina Saint Luke
Traducción
Dra. Gabriela Rita León Jiménez

Dirección editorial: Carlos Mendoza
Editor de desarrollo: Cristina Segura Flores
Gerente de mercadotecnia: Juan Carlos García
Maquetación: Carácter Tipográfico/Eric F. Aguirre Gómez
Diseño de portada: Carácter Tipográfico/Eric F. Aguirre Gómez
Impresión: C&C Offset-China
Impreso en China

ISBN de la edición en español: 978-84-16353-64-4
Depósito legal: M-33594-2015
Traducción autorizada de la segunda edición en inglés de la obra *Vilensky J.A., Hoffman L.A., Rohen's Photographic Anatomy Flash Cards*

Two Commerce Square
2001 Market Street
Philadelphia, PA 19103
ISBN de la edición original: 978-1-4511-9450-0

CCS0216

Contenido

Agradecimientos

Prefacio

1 TÓRAX

2 ABDOMEN

3 PELVIS Y PERINEO

4 DORSO

5 EXTREMIDAD INFERIOR

6 EXTREMIDAD SUPERIOR

7 CABEZA Y CUELLO

8 ENCÉFALO

Agradecimientos

Queremos agradecer a Crystal Taylor y Greg Nicholl de Wolters Kluwer por invitarnos a realizar estas tarjetas y ayudarnos con el proceso.

Agradecemos a Haley Moon y Lowene Stipp por su ayuda con algunos de los temas de logística relacionados con la integración de estas tarjetas.

Y estamos agradecidos con nuestros estudiantes por enseñarnos la mejor manera de usar estas tarjetas para ayudarles a aprender anatomía.

Prefacio

Todas las fotografías en este grupo de tarjetas se derivaron de la 8ª edición de **Anatomy: A Photographic Atlas** de Johannes W. Rohen, Chihiro Yokochi, y Elke Lütjen-Drecoll (2016).

Elegimos un subgrupo del gran número de imágenes de ese atlas para integrar este grupo de tarjetas. Este subgrupo incluye principalmente imágenes que nos parecieron más relevantes para que los estudiantes se preparen para un examen práctico en anatomía y neuroanatomía. Además, reducimos en gran medida el número de estructuras etiquetadas en las tarjetas en comparación con las del atlas (aunque aumentó en esta edición en comparación con las estructuras etiquetadas en la primera edición). Además, en esta edición, agregamos material que será útil a los estudiantes en la preparación de la sección "escrita" de sus exámenes de anatomía. La parte posterior de cada tarjeta, además de tener las respuestas de las estructuras etiquetadas con números en la parte frontal, incluye una pregunta anatómica acerca de una o más de las estructuras etiquetadas o una "perla" de anatomía clínica relacionada que es probable que se pregunte en el examen.

Reconocemos que las imágenes en estas tarjetas carecen de la definición tridimensional que ofrecen los especímenes cadavéricos; no obstante, las disecciones utilizadas para estas fotografías son tan buenas que esta característica no es tan significativa como lo sería con unas imágenes de menor calidad.

Realizar un buen examen práctico es una habilidad que algunos estudiantes encuentran difícil de manejar, y esperamos que los estudiantes encuentren útiles estas tarjetas para adquirir esta habilidad.

Joel A. Vilensky, PhD
Leslie A. Hoffman, PhD

Tórax

1.1

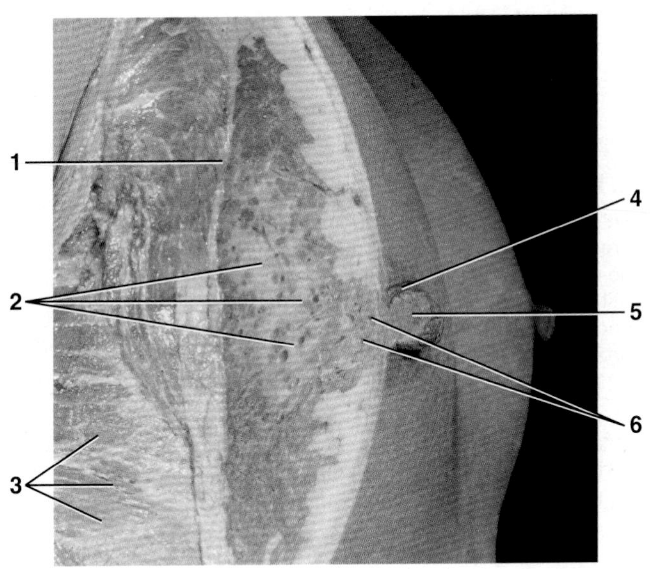

1.1

I. LEYENDAS

1. **Fascia profunda** que cubre al pectoral mayor
2. **Glándula mamaria**
3. **Serrato anterior**
4. **Areola**
5. **Pezón**
6. **Seno lactífero**

II. PREGUNTA

En el paciente con cáncer de mama, la principal preocupación es por la posibilidad de diseminación de células cancerígenas (metástasis) por medio del sistema linfático. ¿Por cuál de los siguientes grupos de nódulos linfáticos pasa primero la mayor parte de la linfa proveniente de la mama?

A. Nódulos paraesternales
B. Grupo pectoral (anterior) de los nódulos axilares
C. Grupo subescapular de los nódulos axilares
D. Nódulos diafragmáticos
E. Nódulos traqueobronquiales

La respuesta es B

Tórax

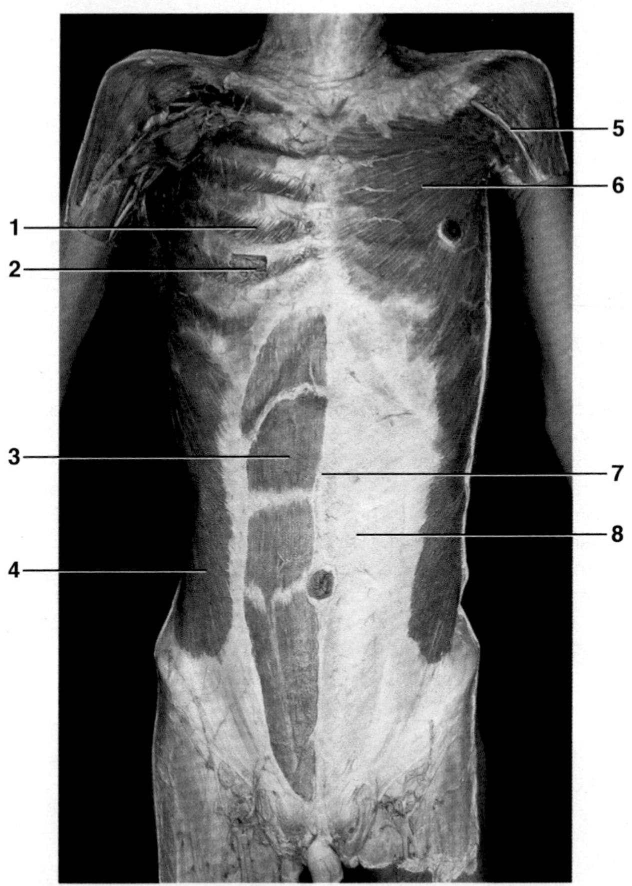

1.2

I. LEYENDAS

1. **Intercostal interno**
2. **Arteria y vena intercostal**
3. **Recto del abdomen**
4. **Oblicuo externo del abdomen**
5. **Vena cefálica**
6. **Pectoral mayor**
7. **Línea alba**
8. **Capa anterior de la vaina del recto del abdomen**

II. ANATOMÍA CLÍNICA

Los movimientos de la pared torácica durante la inspiración aumentan el volumen de la cavidad torácica, lo que resulta en un gradiente de presión que lleva el aire hacia los pulmones. El volumen de la cavidad torácica aumenta en tres dimensiones: en forma vertical como resultado de la contracción del diafragma; de manera transversal, por la contracción de los músculos intercostales (movimiento en asa de cubo); y en forma anteroposterior, como consecuencia de la elevación de las terminaciones anteriores de las costillas y el esternón (movimiento en brazo de bomba).

Tórax

1.3

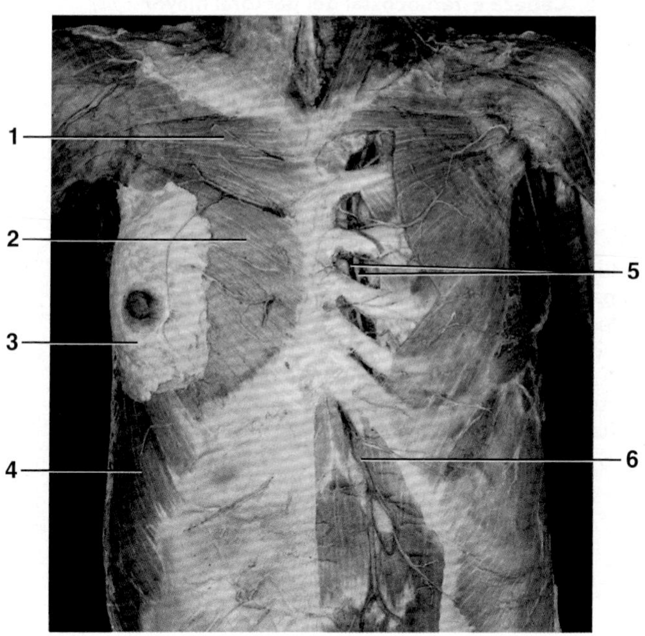

1.3

I. LEYENDAS

1. **Cabeza clavicular del pectoral mayor**
2. **Cabeza esternocostal del pectoral mayor**
3. **Glándula mamaria**
4. **Oblicuo externo del abdomen**
5. **Arteria y vena torácica interna (mamaria)**
6. **Arteria y vena epigástrica superior**

II. PREGUNTA

Mujer de 78 años de edad que acaba de ser sometida a una operación para derivación coronaria. El cirujano ha elegido utilizar la arteria torácica interna derecha de la paciente para el procedimiento, el cual requerirá el corte de la arteria. Con base en esto, ¿en cuál de las siguientes arterias se esperaría ver la pérdida de presión arterial cuando se seccione la arteria?

A. Arteria vertebral
B. Arteria musculofrénica
C. Arteria frénica inferior
D. Tronco braquiocefálico
E. Arteria bronquial derecha

La respuesta es B

Tórax

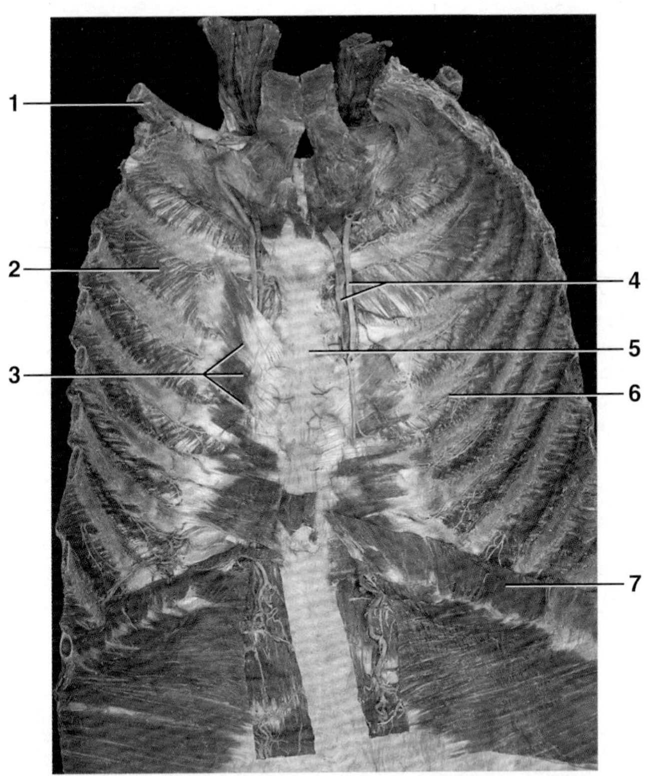

1.4

I. LEYENDAS

1. **Clavícula**
2. **Músculo intercostal interno**
3. **Músculo transverso del tórax**
4. **Arteria y vena torácica interna (mamaria)**
5. **Esternón**
6. **Arteria y vena intercostal**
7. **Diafragma** (seccionado)

II. ANATOMÍA CLÍNICA

La arteria torácica interna (mamaria) se puede utilizar para un procedimiento de derivación coronaria. Una técnica consiste en liberar la porción distal de la arteria y establecer anastomosis con la arteria coronaria distal al bloqueo.

Tórax

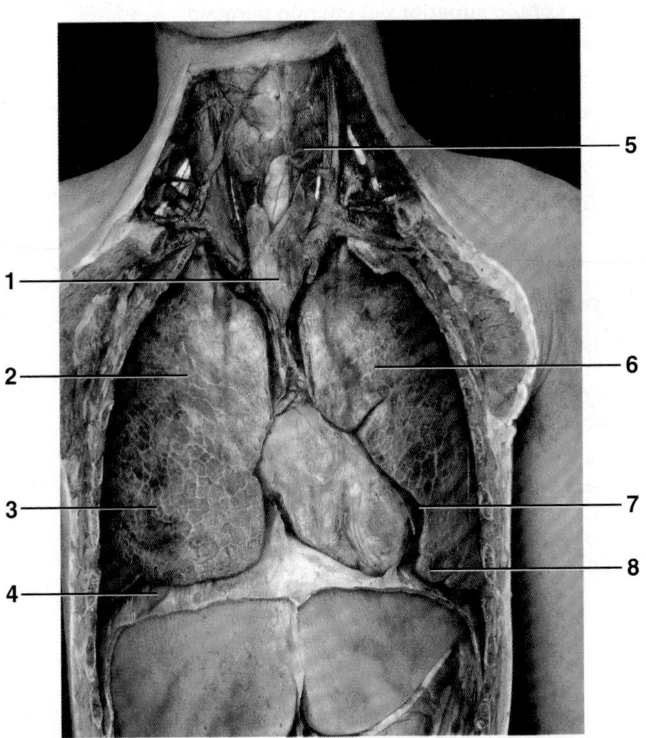

1.5

I. LEYENDAS

1. **Timo;** atrofiado
2. **Lóbulo superior del pulmón derecho**
3. **Lóbulo intermedio del pulmón derecho**
4. **Diafragma**
5. **Lóbulo izquierdo de la glándula tiroides**
6. **Lóbulo superior del pulmón izquierdo**
7. **Incisura cardiaca del pulmón izquierdo**
8. **Língula del pulmón izquierdo**

II. PREGUNTA

Mujer de 68 años de edad con diagnóstico de cáncer pulmonar ubicado cerca de la incisura cardiaca. ¿Cuál de los siguientes lóbulos pulmonares tiene mayor probabilidad de ser extirpado por el cirujano?

A. Lóbulo superior del pulmón derecho
B. Lóbulo superior del pulmón izquierdo
C. Lóbulo inferior del pulmón derecho
D. Lóbulo medio del pulmón derecho
E. Lóbulo inferior del pulmón izquierdo

La respuesta es B

Tórax

1.6

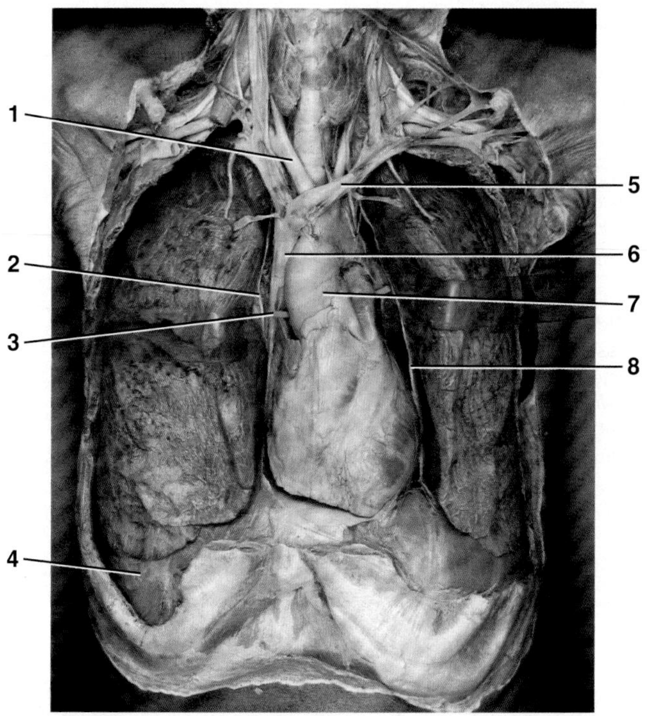

1.6

I. LEYENDAS

1. **Tronco braquiocefálico**
2. **Nervio frénico derecho**
3. Sonda en el **seno pericárdico transverso**
4. **Diafragma que cubre al hígado**
5. **Vena braquiocefálica izquierda**
6. **Vena cava superior**
7. **Aorta ascendente**
8. **Nervio frénico izquierdo**

II. ANATOMÍA CLÍNICA

Las ramas del arco aórtico varían. En una variante, la arteria subclavia derecha, que por lo general es rama del tronco braquiocefálico, surge de la fracción descendente del arco y pasa posterior al esófago, lo cual puede comprimirlo y provocar dificultad para deglutir (disfagia).

Tórax

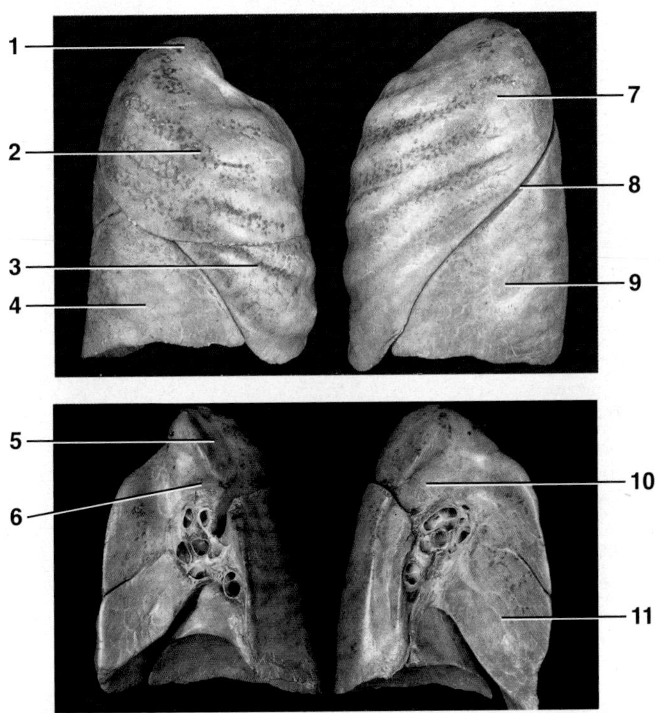

1.7

I. LEYENDAS

1. **Vértice del pulmón**
2. **Lóbulo superior del pulmón derecho**
3. **Lóbulo medio del pulmón derecho**
4. **Lóbulo inferior del pulmón derecho**
5. **Surco de la arteria subclavia**
6. **Surco del arco de la vena ácigos**
7. **Lóbulo superior del pulmón izquierdo**
8. **Fisura oblicua del pulmón izquierdo**
9. **Lóbulo inferior del pulmón izquierdo**
10. **Surco del arco de la aorta**
11. **Impresión cardiaca**

II. PREGUNTA

Varón de 85 años de edad con disnea (dificultad para respirar) que fumó cigarrillos durante más de 20 años, se le diagnosticó un carcinoma extenso en el pulmón izquierdo. ¿Cuál de las siguientes estructuras o características anatómicas es propia del pulmón canceroso?

A. Surco de la vena cava superior (VCS)
B. Fisura horizontal
C. Tres lóbulos
D. Incrustado en el conducto torácico
E. Língula

La respuesta es E

Tórax

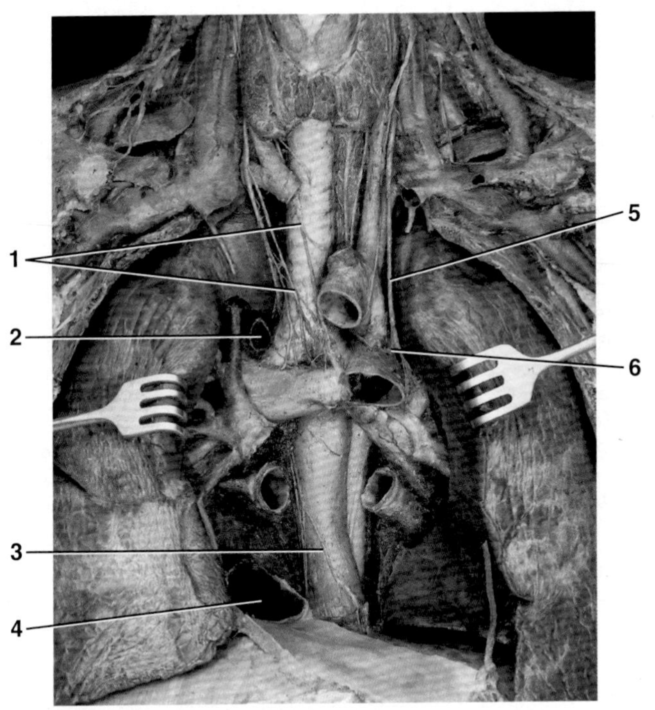

1.8

I. LEYENDAS

1. **Nervios cardiacos**
2. **Arco de la vena ácigos**
3. **Nervio vago derecho** sobre el esófago
4. **Vena cava inferior**
5. **Nervio vago izquierdo**
6. **Nervio laríngeo recurrente izquierdo** que surge del nervio vago izquierdo

II. ANATOMÍA CLÍNICA

Los plexos cardiacos son los encargados de la inervación autónoma del corazón por medio de los nervios cardiacos provenientes de los nervios vago y laríngeo recurrente (parasimpático) y de los ganglios cervicales y simpáticos torácicos superiores (simpático). Las fibras simpáticas provocan aumento de la frecuencia cardiaca y de la fuerza de contracción, en tanto que las fibras parasimpáticas actúan al reducir la frecuencia cardiaca.

Tórax

1.9

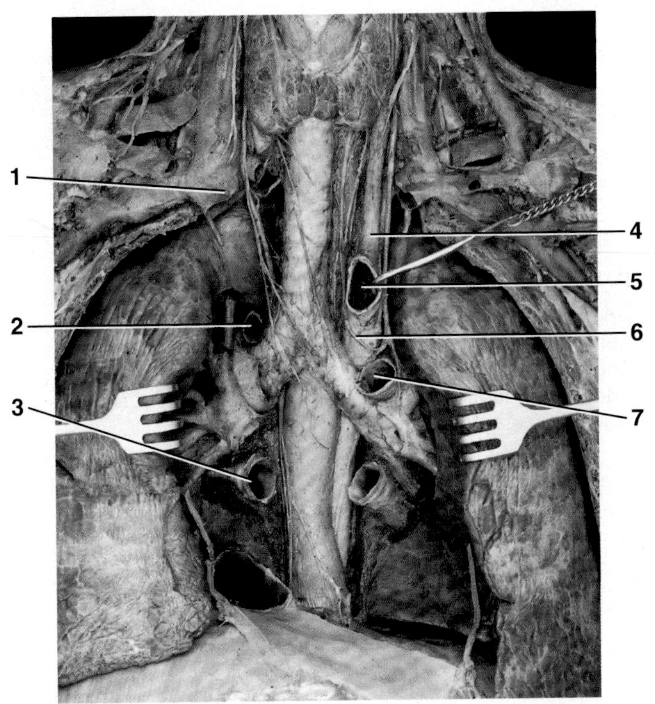

1.9

I. LEYENDAS

1. **Vena braquiocefálica derecha** (seccionada)
2. **Arco de la vena ácigos**
3. **Vena pulmonar derecha**
4. **Arteria carótida común izquierda**
5. **Arco aórtico**
6. **Nervio laríngeo recurrente izquierdo**
7. **Arteria pulmonar izquierda**

II. PREGUNTA

Una mujer de 76 años de edad le indica al médico que tiene ronquera. La tomografía computarizada (TC) revela una masa inferior al arco de la aorta. El médico sospecha que la ronquera es provocada por presión. ¿En cuál de las siguientes estructuras?

A. Carina
B. Vena ácigos
C. Arteria carótida común izquierda
D. Tronco simpático izquierdo
E. Nervio laríngeo recurrente izquierdo

La respuesta es E

Tórax

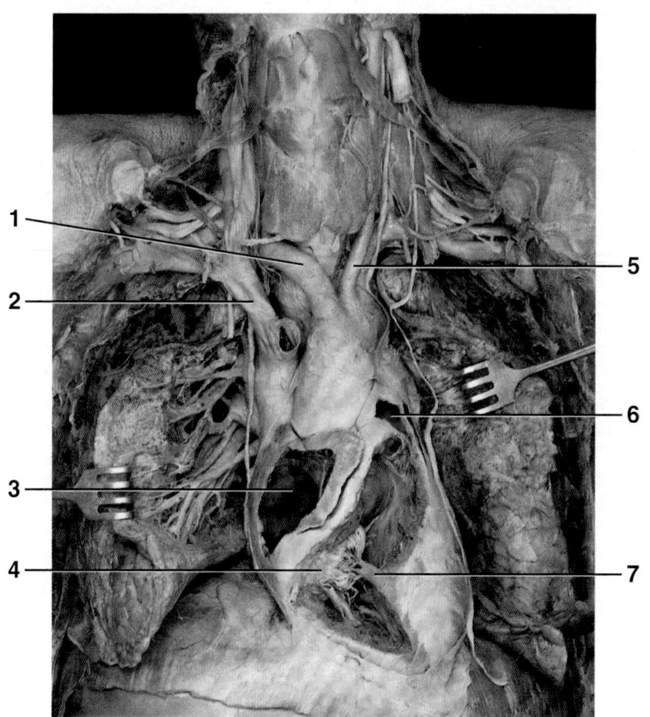

1.10

I. LEYENDAS

1. **Tronco braquiocefálico**
2. **Vena braquiocefálica derecha**
3. **Atrio derecho**
4. **Cúspide valvular de la valva atrioventricular derecha**
5. **Arteria carótida común izquierda**
6. **Tronco pulmonar** (fenestrado)
7. **Músculo papilar anterior del ventrículo derecho**

II. ANATOMÍA CLÍNICA

Los músculos pectíneos rugosos del atrio están dentro de las aurículas. El resto del atrio tiene paredes lisas. El nodo sinoatrial (SA) se localiza en la cresta terminal, la cual separa las paredes lisas y rugosas. Este nodo es el marcapasos del corazón y por lo general recibe flujo sanguíneo de la rama atrial de la arteria coronaria derecha.

Tórax

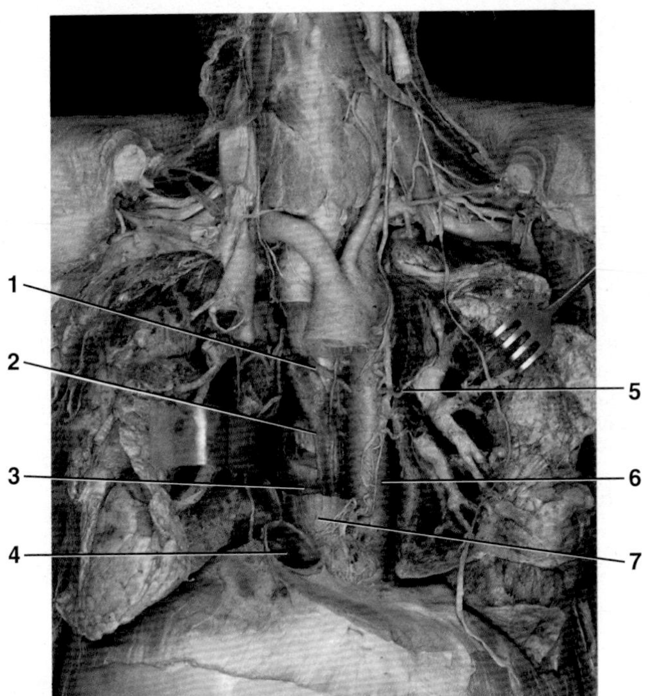

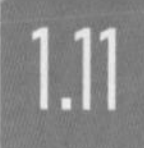

I. LEYENDAS

1. **Arteria intercostal posterior derecha**
2. **Vena ácigos**
3. **Vena intercostal posterior derecha**
4. **Vena cava inferior** (abertura)
5. **Arteria bronquial**
6. **Aorta torácica**
7. **Esófago**

II. ANATOMÍA CLÍNICA

El conducto torácico es un vaso linfático grande que atraviesa el mediastino posterior entre la vena ácigos y la aorta, posterior al esófago. Las lesiones del conducto torácico producen quilotórax (acumulación de quilo en las cavidades torácica y pleural).

Tórax

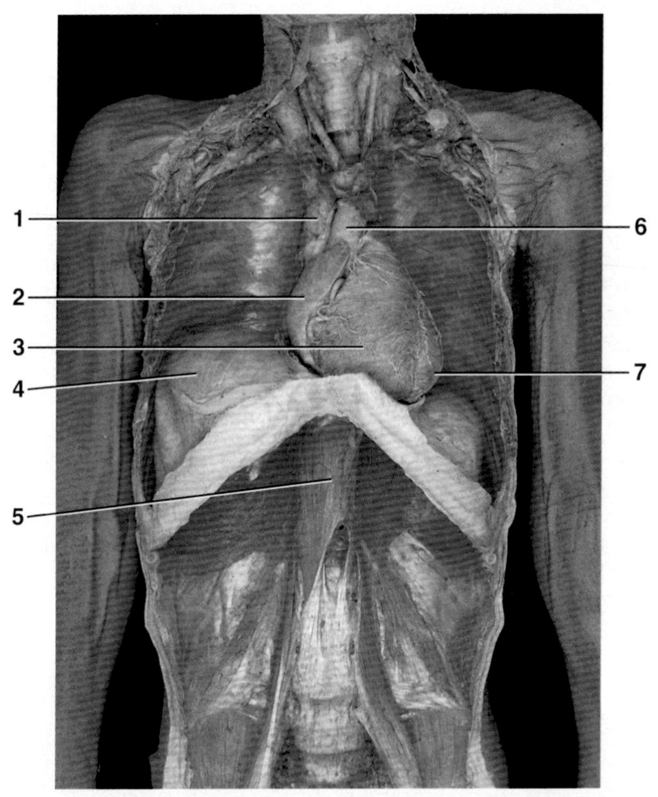

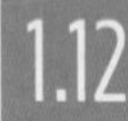

I. LEYENDAS

1. **Vena cava superior**
2. **Atrio derecho**
3. **Ventrículo derecho**
4. **Porción costal del diafragma**
5. **Porción lumbar del diafragma**
6. **Aorta ascendente**
7. **Ventrículo izquierdo**

II. PREGUNTA

Joven de 14 años de edad que ingresa a un hospital local con antecedente de insuficiencia cardiaca. ¿Cuál de las siguientes condiciones es probable que se relacione con su ventrículo izquierdo crecido y con paredes delgadas?

A. Tronco pulmonar estenótico
B. Aorta ascendente estenótica
C. Constricción de la abertura atrioventricular izquierda
D. Constricción de la abertura atrioventricular derecha
E. Cierre inadecuado de la valva mitral

La respuesta es B

Tórax

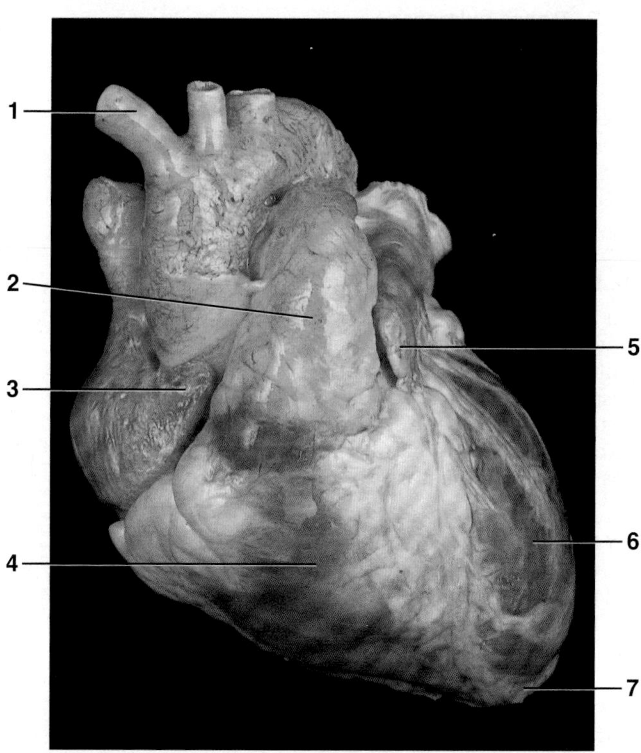

1.13

I. LEYENDAS

1. **Tronco braquiocefálico**
2. **Tronco pulmonar**
3. **Atrio derecho**
4. **Ventrículo derecho**
5. **Atrio izquierdo**
6. **Ventrículo izquierdo**
7. **Ápex del corazón**

II. PREGUNTA

La transposición de los grandes vasos es un defecto cardiaco congénito, en el cual están invertidas las ubicaciones de la aorta y el tronco pulmonar, lo que disminuye la cantidad de oxígeno liberada al cuerpo. Esta condición puede ser compatible con una expectativa de vida corta si se acompaña de uno de los siguientes defectos:

A. Atresia aórtica
B. Coartación de la aorta
C. Vena umbilical persistente
D. Conducto arterioso persistente
E. Tetralogía de Fallot

La respuesta es D

Tórax

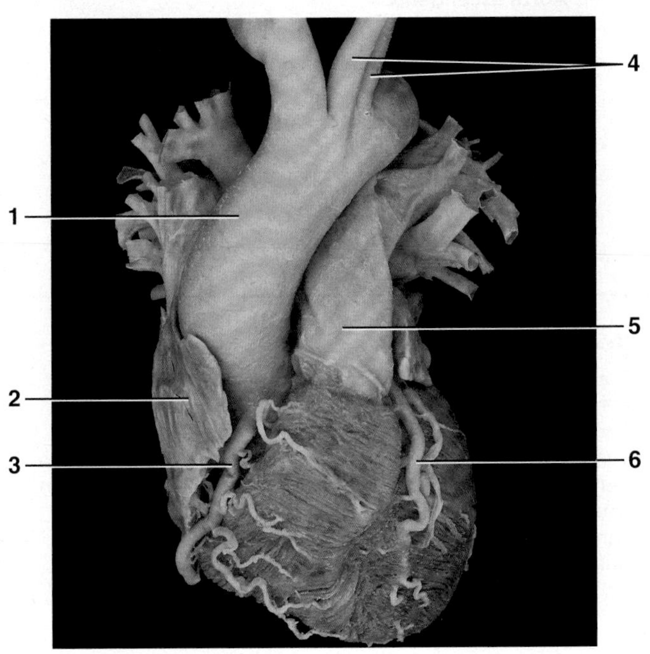

I. LEYENDAS

1. **Aorta ascendente**
2. **Atrio derecho**
3. **Arteria coronaria derecha** que atraviesa el surco coronario
4. **Arteria carótida común y arteria subclavia izquierdas**
5. **Tronco pulmonar**
6. **Rama interventricular anterior de la arteria coronaria izquierda**

II. ANATOMÍA CLÍNICA

Por lo general, tres venas cardiacas drenan en el seno coronario, el cual a su vez drena en el atrio derecho: las venas cardiacas magna, media y menor. Además, las venas cardiacas anteriores drenan directamente en el atrio derecho, y las venas de Tebesio (venas cardiacas mínimas) son venas muy pequeñas que drenan en las cuatro cámaras. Las venas más grandes se pueden utilizar como guía para los electrodos de un marcapasos implantable.

Tórax

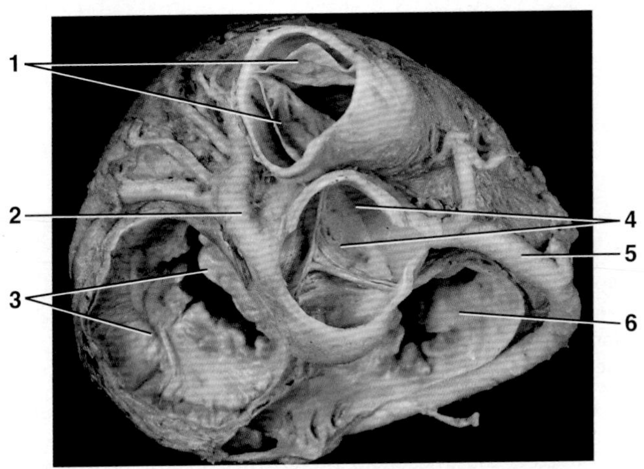

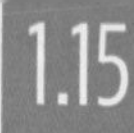

I. LEYENDAS

1. **Valva pulmonar**
2. **Arteria coronaria izquierda**
3. **Valva atrioventricular izquierda (mitral)**
4. **Valva aórtica**
5. **Arteria coronaria derecha**
6. **Valva atrioventricular derecha (tricúspide)**

II. PREGUNTA

Una mujer de 42 años de edad con latido cardiaco irregular visita al médico para una revisión anual. ¿En dónde debe colocar el estetoscopio el médico para escuchar la abertura y cierre de la valva mitral?

A. En el quinto espacio intercostal izquierdo en la línea medioclavicular
B. En el cuarto espacio intercostal izquierdo en la línea medioclavicular
C. En el segundo espacio intercostal derecho adyacente al esternón
D. En el segundo espacio intercostal izquierdo adyacente al esternón
E. En el octavo espacio intercostal izquierdo inmediatamente adyacente al proceso xifoides

La respuesta es A

Tórax

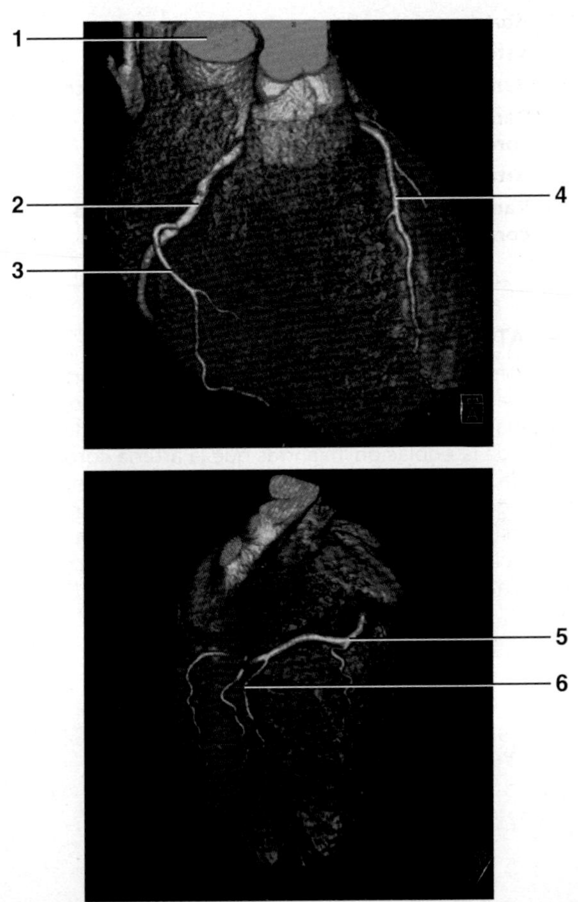

1.16

I. LEYENDAS

1. **Aorta**
2. **Arteria coronaria derecha**
3. **Rama marginal de la arteria coronaria derecha**
4. **Rama interventricular anterior de la arteria coronaria izquierda**
5. **Arteria coronaria derecha**
6. **Rama interventricular posterior de la arteria coronaria derecha**

II. ANATOMÍA CLÍNICA

El predominio coronario está determinado por la arteria coronaria que surge de la arteria interventricular posterior. La arteria coronaria derecha es dominante en alrededor de 70% de la población, mientras que la arteria coronaria izquierda es dominante en casi 10% de la población. Cerca de 20% de los corazones presenta dominio compartido, lo que significa que tanto la arteria coronaria derecha como la rama circunfleja de la arteria coronaria izquierda nutren a la arteria interventricular posterior.

Tórax

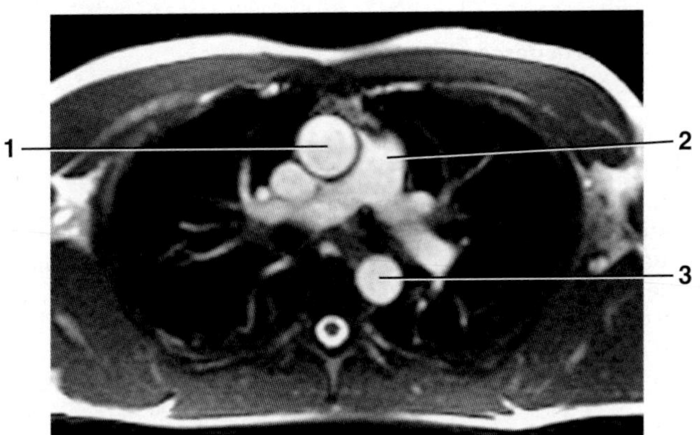

1.17

I. LEYENDAS

1. **Aorta ascendente**
2. **Tronco pulmonar**
3. **Aorta descendente**

II. ANATOMÍA CLÍNICA

En las imágenes radiológicas transversales axiales, una estructura unitaria en ocasiones puede parecer ser más que una estructura única si se fléxiona hacia dentro y hacia fuera del plano de corte. Por lo que en esta imagen axial, se observan la aorta ascendente y descendente, pero no se aprecia la sección superior del arco aórtico que las une.

Tórax

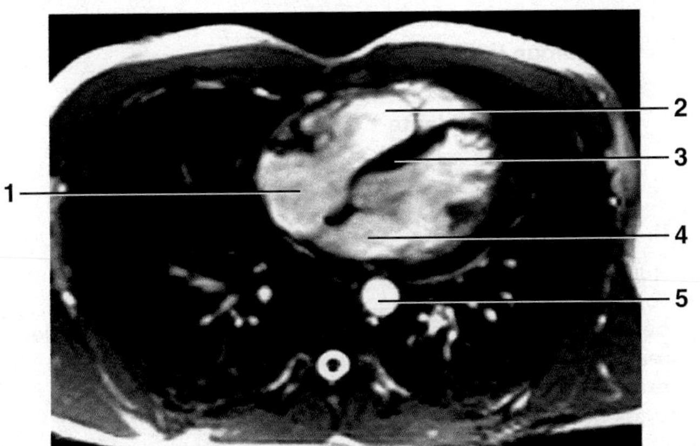

1.18

I. LEYENDAS

1. **Atrio derecho**
2. **Ventrículo derecho**
3. **Tabique interventricular**
4. **Atrio izquierdo**
5. **Aorta descendente**

II. PREGUNTA

Durante una revisión de rutina, el médico descubre un soplo cardiaco en su paciente masculino de 53 años de edad. Remite al paciente con un cardiólogo que decide realizar un ecocardiograma transesofágico (ETE) para examinar las valvas cardiacas del paciente. ¿Cuál de las siguientes estructuras está localizada en el sitio más cercano al esófago?

A. Ápex del corazón
B. Aorta ascendente
C. Valva pulmonar
D. Atrio izquierdo
E. Atrio derecho

La respuesta es D

Tórax

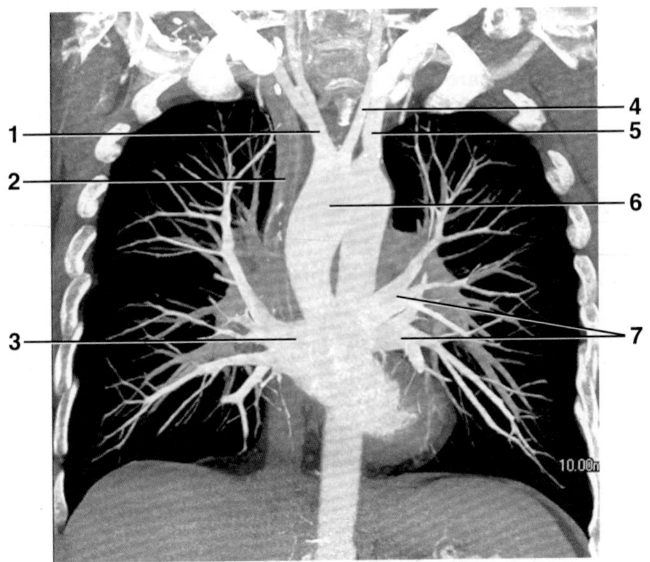

1.19

I. LEYENDAS

1. **Tronco braquiocefálico**
2. **Vena cava superior**
3. **Atrio izquierdo**
4. **Arteria carótida común izquierda**
5. **Arteria subclavia izquierda**
6. **Arco de la aorta**
7. **Venas pulmonares**

II. ANATOMÍA CLÍNICA

La coartación es el estrechamiento de la aorta, por lo general se presenta en la unión del arco aórtico y la aorta descendente. Esta constricción obliga al corazón a trabajar más de lo normal para expulsar la sangre a través del segmento estenótico de la aorta. Esto produce elevación de la presión arterial en la cabeza, el cuello y las extremidades superiores y presión arterial baja en las extremidades inferiores. Algunas consecuencias de la coartación son cardiopatía prematura, aneurisma cerebral, insuficiencia orgánica, ruptura arterial y muerte.

Tórax

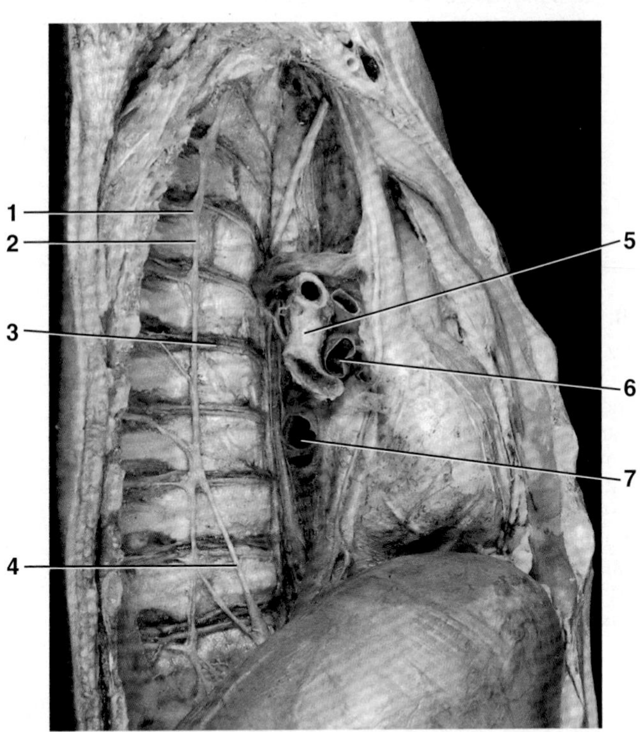

1.20

I. LEYENDAS

1. **Ganglios del tronco simpático**
2. **Tronco simpático**
3. **Vasos intercostales posteriores y nervio intercostal**
4. **Nervio esplácnico torácico** que se une al nervio esplácnico mayor
5. **Bronquio principal derecho**
6. **Arteria pulmonar derecha**
7. **Vena pulmonar derecha**

II. ANATOMÍA CLÍNICA

Los nervios esplácnicos mayor, menor e inferior surgen del tronco simpático torácico y entran al abdomen para inervar a todas las vísceras del abdomen en su fracción simpática. La inervación parasimpática de los intestinos anterior y medio está a cargo del nervio vago y el intestino posterior recibe inervación parasimpática de los nervios esplácnicos pélvicos. En ocasiones, las células ganglionares que regulan la peristalsis no migran de la cresta neural hacia el colon distal. Esto crea un bloqueo funcional del colon. Este trastorno congénito se llama *megacolon aganglionar* (enfermedad de Hirschsprung).

Tórax

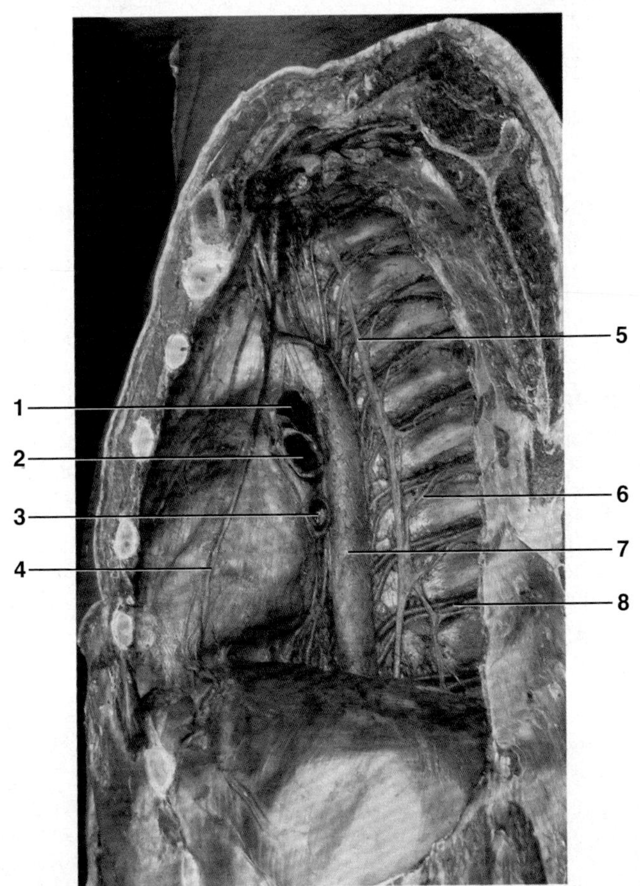

1.21

I. LEYENDAS

1. **Arteria pulmonar izquierda**
2. **Bronquio principal izquierdo**
3. **Vena pulmonar izquierda**
4. **Nervio frénico izquierdo y arteria y vena pericardiofrénica**
5. **Tronco simpático**
6. **Ramas comunicantes blancas del tronco simpático**
7. **Aorta torácica**
8. **Arteria y vena intercostal posterior y nervio intercostal**

II. PREGUNTA

Mujer de 48 años de edad que se presenta en el servicio de urgencias con dificultad para respirar. La exploración radiográfica revela una masa en el ápex del pulmón derecho. El examen físico revela ptosis y miosis del ojo derecho además de anhidrosis y rubor en el lado derecho de la cara. ¿Cuál de las siguientes estructuras es la que probablemente esté comprimida por la masa?

A. Tronco braquiocefálico
B. Vena braquiocefálica derecha
C. Nervio frénico
D. Tronco simpático
E. Nervio vago

La respuesta es D

Abdomen

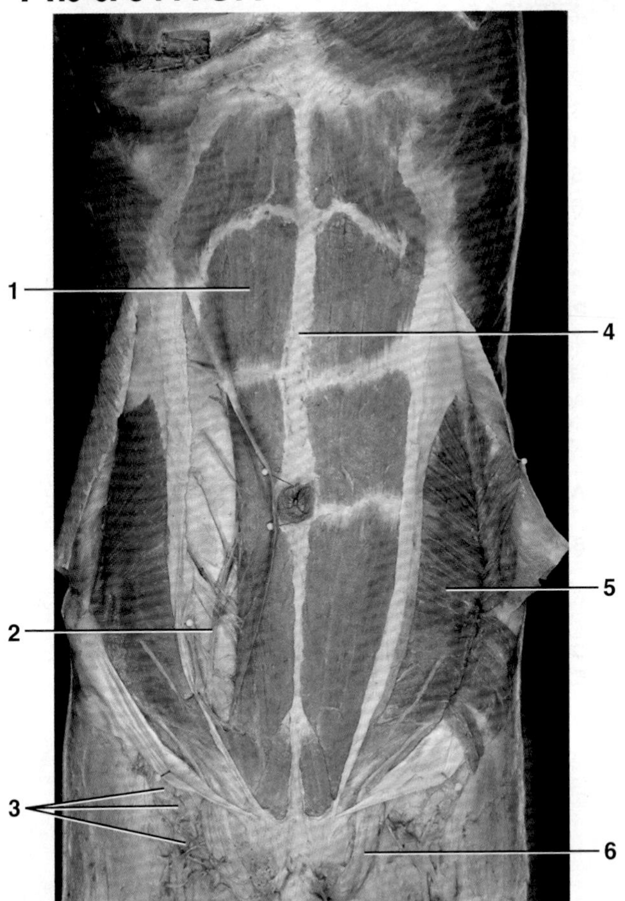

I. LEYENDAS

1. **Músculo recto del abdomen**
2. **Arteria y vena epigástrica inferior**
3. **Nódulos linfáticos inguinales superficiales**
4. **Línea alba**
5. **Músculo oblicuo interno del abdomen**
6. **Funículo espermático**

II. PREGUNTA

Paciente masculino joven que se presenta con una masa en la parte inferior del abdomen que se diagnostica como hernia inguinal indirecta. ¿Cuál de los siguientes enunciados es correcto con respecto a ese tipo de hernias?

A. El saco de la hernia pasa lateral a la arteria epigástrica inferior
B. El saco de la hernia pasa en sentido medial a la arteria epigástrica inferior
C. El saco de la hernia casi siempre está incrustado en los nódulos linfáticos inguinales superficiales
D. La hernia sale del abdomen a través de la línea alba
E. La hernia sale del abdomen por las fibras del recto abdominal

La respuesta es A

Abdomen

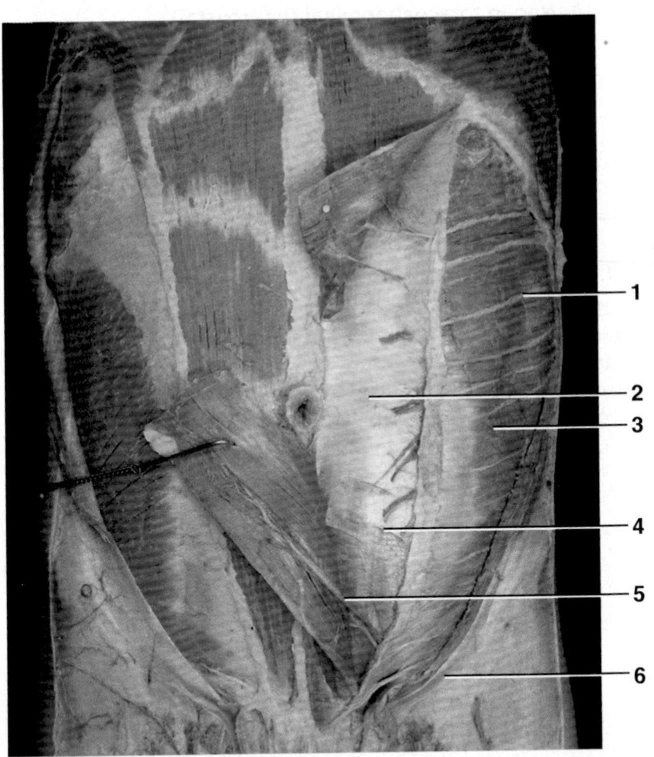

I. LEYENDAS

1. **Nervio toracoabdominal (intercostal)**
2. **Capa posterior de la vaina del recto abdominal**
3. **Músculo transverso del abdomen**
4. **Línea arqueada**
5. **Arteria epigástrica inferior**
6. **Ligamento inguinal**

II. ANATOMÍA CLÍNICA

La composición de la vaina del recto abdominal cambia en la línea arqueada. En la parte inferior de esta línea, la lámina posterior de la vaina se compone sólo de fascia transversal. En la parte superior de esta línea, la lámina posterior está compuesta de una parte de la aponeurosis del músculo oblicuo interno y la aponeurosis del músculo transverso del abdomen.

Abdomen

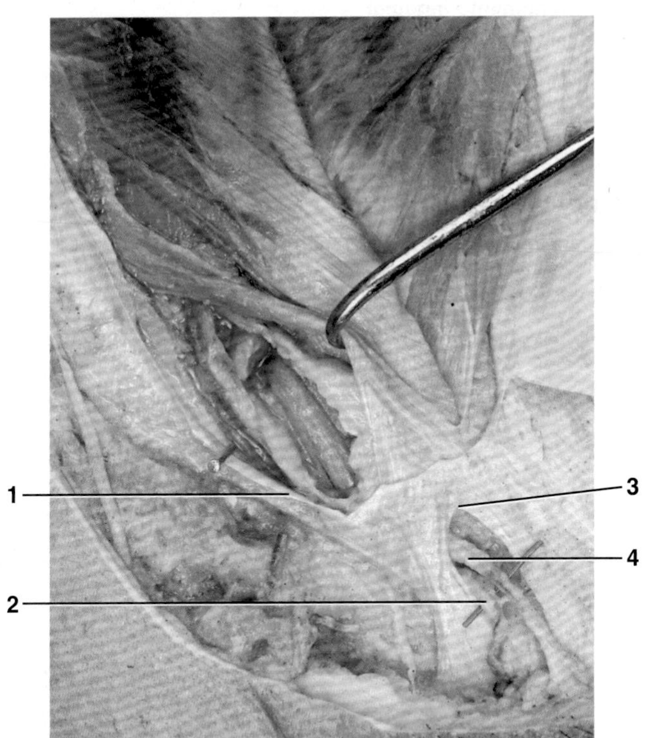

2.3

I. LEYENDAS

1. **Ligamento inguinal**
2. **Nervio ilioinguinal**
3. **Anillo inguinal superficial**
4. **Ligamento redondo del útero**

II. PREGUNTA

Al realizar una reparación de hernia, el cirujano no desea destruir la integridad del anillo inguinal superficial. Sabe que este anillo es una abertura en:

A. Aponeurosis del oblicuo interno
B. Aponeurosis del músculo transverso del abdomen
C. Aponeurosis del oblicuo externo
D. Fascia transversal
E. Peritoneo

La respuesta es C

Abdomen

2.4

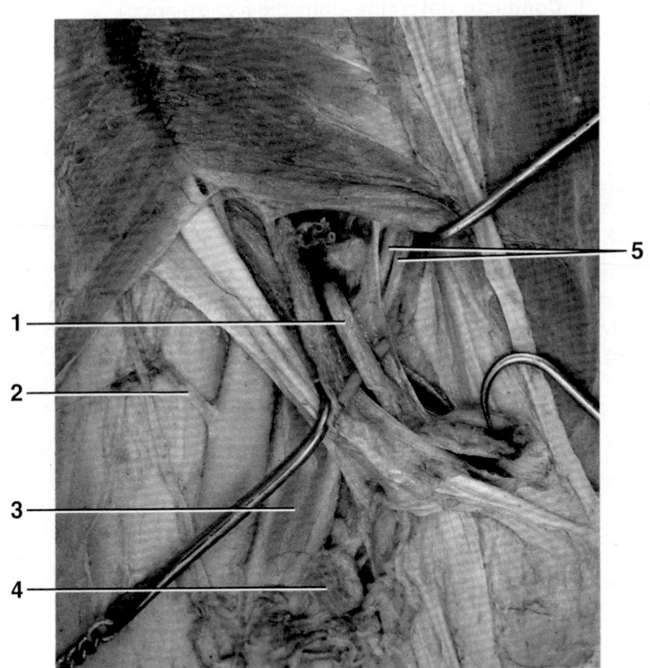

2.4

I. LEYENDAS

1. **Conducto deferente** (funículo espermático)
2. **Arteria iliaca circunfleja superficial**
3. **Vena femoral**
4. **Nódulos linfáticos inguinales superficiales**
5. **Arteria y vena epigástrica inferior**

II. PREGUNTA

Al realizar una cirugía para reducir un aneurisma en la arteria iliaca externa, el cirujano debe tener cuidado para evitar dañar las ramas de esta arteria. Una de estas ramas es la:

A. Arteria pudenda externa
B. Arteria obturatriz
C. Arteria glútea superior
D. Arteria glútea inferior
E. Arteria epigástrica inferior

La respuesta es E

Abdomen

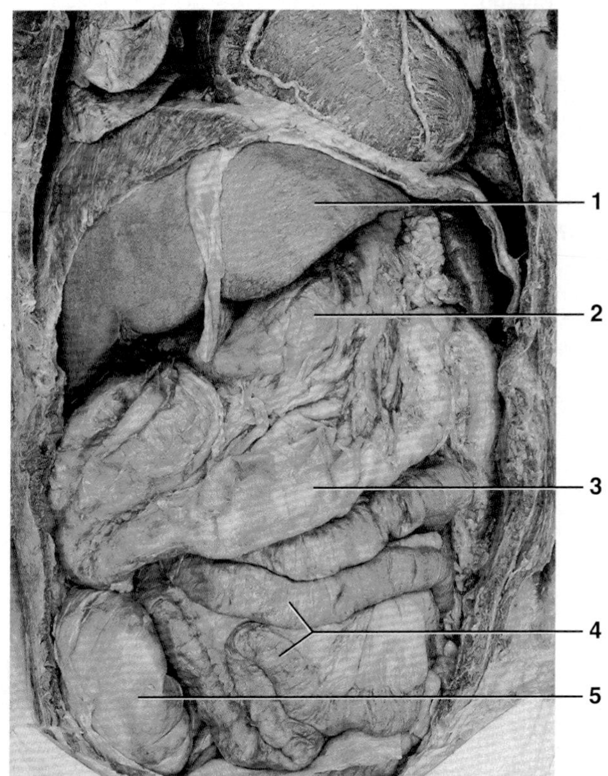

I. LEYENDAS

1. **Hígado**
2. **Estómago**
3. **Colon transverso**
4. **Intestino delgado**
5. **Ciego**

II. ANATOMÍA CLÍNICA

El intestino delgado está compuesto por el duodeno, yeyuno e íleon. Aunque los dos últimos no están delimitados por un punto específico, se distinguen de la siguiente manera:

- El yeyuno tiene menos grasa dentro de su mesenterio que el íleon.
- El yeyuno por lo general tiene un diámetro mayor que el íleon.
- El yeyuno tiene arcadas simples y vasos rectos grandes, mientras que el íleon tiene arcadas más complejas y vasos rectos más cortos.

Abdomen

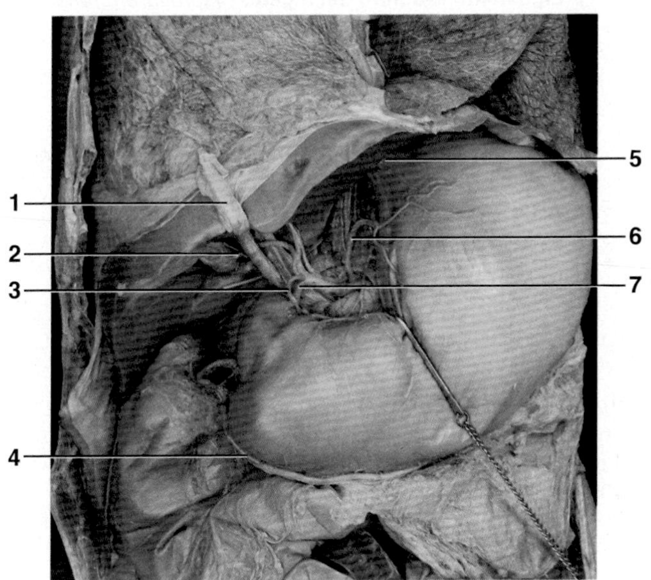

I. LEYENDAS

1. **Ligamento redondo del hígado** (*ligamentum teres hepatis*; vuelto hacia atrás)
2. **Arteria cística**
3. **Arteria gástrica derecha**
4. **Arteria gastroomental derecha**
5. **Fracción abdominal del esófago** (parte cardiaca del estómago)
6. **Arteria gástrica izquierda;** rama del tronco celiaco
7. **Arteria gastroduodenal;** se divide en las arterias pancreatoduodenal superior y gastroomental derecha

II. ANATOMÍA CLÍNICA

En pacientes con hipertensión portal, las venas del ligamento redondo hepático crecen y lo mismo sus anastomosis con las venas en la pared abdominal, lo que produce varicosidades en la pared abdominal alrededor del ombligo. Estas várices radiadas se conocen como cabeza de medusa (*caput medusa*).

Abdomen

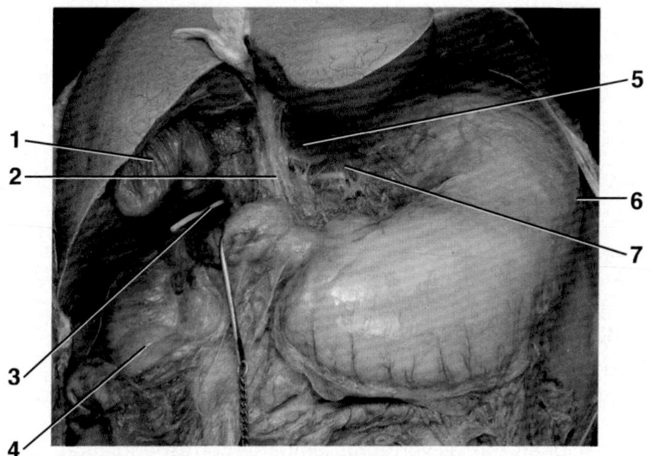

I. LEYENDAS

1. **Vesícula biliar (fondo)**
2. **Ligamento hepatoduodenal**
3. Sonda dentro del **foramen omental o epiploico (de Winslow)**
4. **Fracción descendente del duodeno**
5. **Lóbulo caudado del hígado**
6. **Curvatura mayor del estómago**
7. **Omento menor**

II. ANATOMÍA CLÍNICA

El duodeno tiene cuatro partes: superior, descendente, inferior y ascendente (algunas veces se les llama primera, segunda, tercera y cuarta). Las primeras tres partes se relacionan con las vértebras lumbares correspondientes (L1, L2 y L3). Las tres partes distales del duodeno son retroperitoneales.

Abdomen

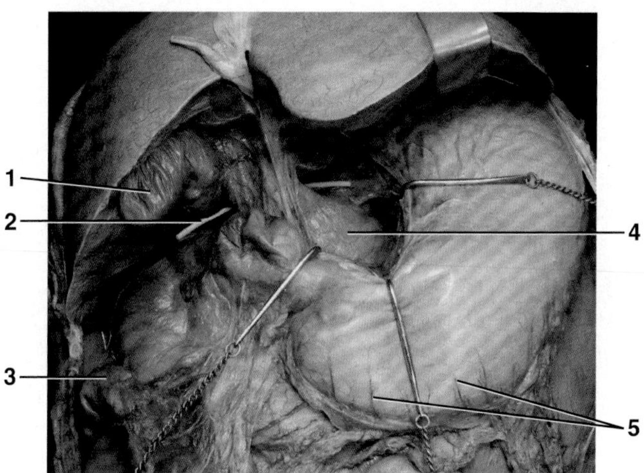

2.8

I. LEYENDAS

1. **Vesícula biliar**
2. Sonda dentro del **foramen omental (epiploico)**
3. **Flexura cólica derecha (hepática)** del intestino grueso
4. **Cabeza del páncreas**
5. **Ramas de la arteria gastroomental**

II. PREGUNTA

Al colocar el dedo a través del foramen omental, el cirujano sabe que directamente posterior a su dedo está:

A. Vena cava inferior (VCI)
B. Arteria hepática común
C. Conducto cístico
D. Vena porta
E. Arteria gastroduodenal

La respuesta es A

Abdomen

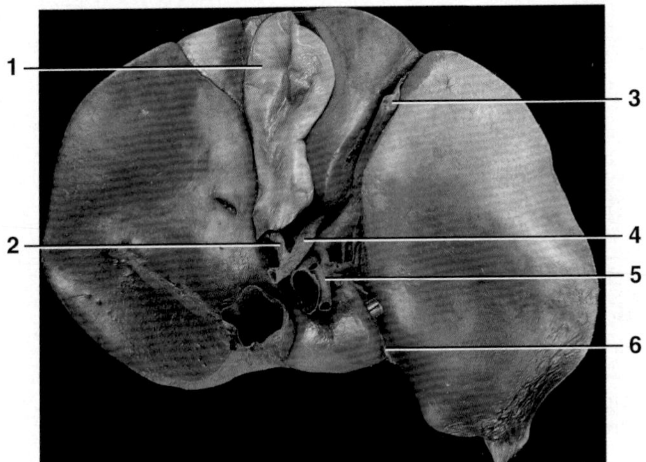

I. LEYENDAS

1. **Fondo de la vesícula biliar**
2. **Conducto cístico**
3. **Ligamento redondo hepático** (*ligamentum teres hepatis*)
4. **Conducto hepático común**
5. **Arteria hepática propia**
6. **Ligamento venoso**

II. ANATOMÍA CLÍNICA

El bloqueo del árbol biliar por cálculos biliares por lo general se relaciona con ictericia, pero si sólo está bloqueado el conducto cístico es menos probable que se presente ictericia.

Abdomen

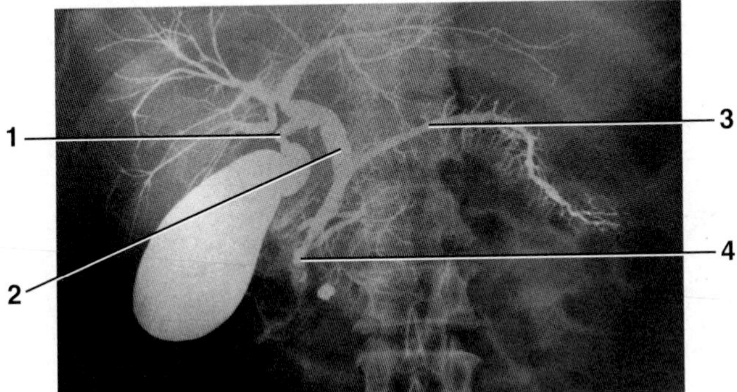

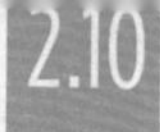

I. LEYENDAS

1. **Conducto cístico**
2. **Conducto colédoco (biliar)**
3. **Conducto pancreático principal**
4. **Papila duodenal mayor**

II. ANATOMÍA CLÍNICA

Si se aloja un cálculo biliar en el ápex de la papila duodenal (en donde se ubica el esfínter de Oddi), bloqueará tanto el conducto pancreático principal como el conducto colédoco (biliar). En consecuencia, la bilis se podría regresar al páncreas, lo que produce pancreatitis. Por lo general el dolor pancreático se localiza en la parte media de los cuadrantes superiores o en el cuadrante superior izquierdo del abdomen.

Abdomen

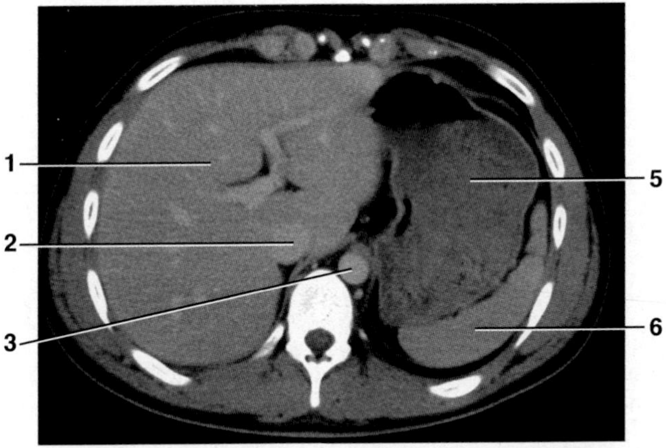

1
2
3
5
6

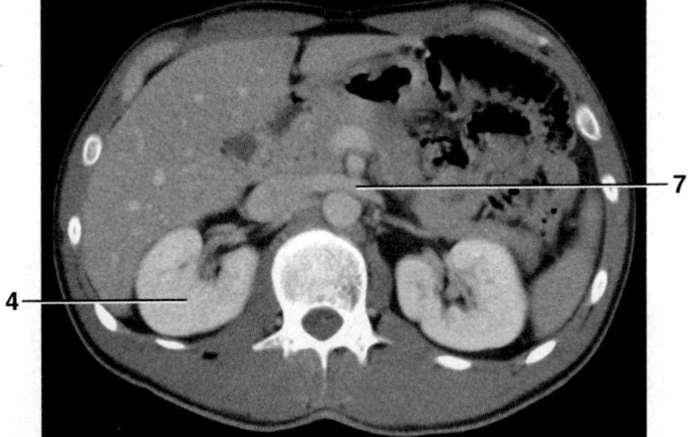

2.11

I. LEYENDAS

1. **Hígado**
2. **Vena cava inferior (VCI)**
3. **Aorta torácica**
4. **Riñón**
5. **Estómago**
6. **Bazo**
7. **Vena renal izquierda**

II. PREGUNTA

En el servicio de urgencias, un paciente adulto tiene ruptura de bazo después de un choque automovilístico. ¿Cuál de las siguientes opciones es la más probable en esta situación?

A. Se reparará el bazo
B. Se ligará la arteria esplénica (lienal)
C. Se ligará el tronco celiaco
D. Se practicará una esplenectomía
E. Se hará un trasplante de bazo

La respuesta es D

Abdomen

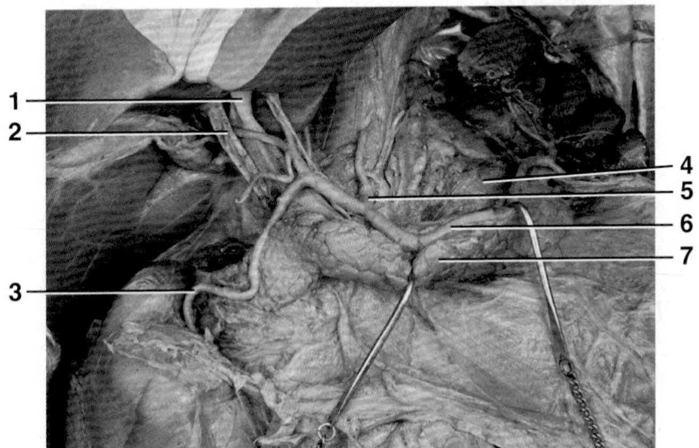

I. LEYENDAS

1. **Vena porta**
2. **Conducto hepático común** (dilatado)
3. **Arteria gastroomental (gastroepiploica) derecha**
4. **Riñón izquierdo**
5. **Tronco celiaco**
6. **Arteria esplénica (lienal)**
7. **Cuerpo del páncreas**

II. ANATOMÍA CLÍNICA

El límite anterior del foramen omental (epiploico) es el ligamento hepatoduodenal. Dentro de este ligamento se encuentran la arteria hepática propia, el conducto colédoco (biliar) y la vena porta. La arteria está a la izquierda, el conducto a la derecha y la vena es posterior.

Abdomen

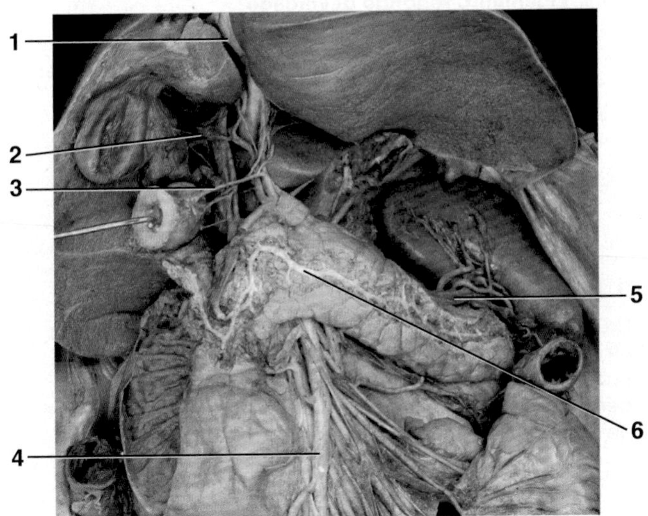

I. LEYENDAS

1. **Ligamento redondo del hígado**
2. **Arteria cística**
3. **Arteria gástrica derecha;** en esta imagen va hacia el píloro (cortado y vuelto hacia atrás)
4. **Arteria mesentérica superior**
5. **Vena esplénica**
6. **Conducto pancreático principal**

II. PREGUNTA

Un paciente presenta dolor abdominal intenso que se atribuye a isquemia. La arteriografía por TC revela que todas las ramas de la arteria mesentérica superior son permeables. Por lo tanto, el dolor podría ser consecuencia de isquemia. ¿En cuál de las siguientes estructuras?

A. Colon ascendente
B. Colon transverso
C. Colon descendente
D. Yeyuno
E. Ciego

La respuesta es C

Abdomen

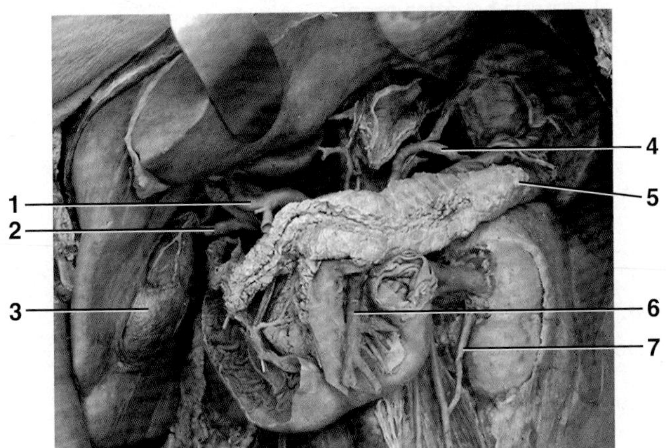

I. LEYENDAS

1. **Arteria hepática propia**
2. **Conducto cístico**
3. **Vesícula biliar**
4. **Arteria esplénica (lienal)**
5. **Cola del páncreas**
6. **Arteria mesentérica superior**
7. **Uréter**

II. PREGUNTA

Después de un traumatismo contuso en el abdomen, se realiza una laparotomía de urgencia. Se encuentra sangrado abundante por laceración hepática. El cirujano inserta el dedo índice en el foramen omental (epiploico; de Winslow) y comprime el ligamento hepatoduodenal con el dedo índice (maniobra de Pringle). ¿En cuál de las siguientes estructuras la irrigación estaría intacta en este procedimiento?

A. Vesícula biliar
B. Lóbulo cuadrado hepático
C. Lóbulo caudado del hígado
D. Lóbulo izquierdo del hígado
E. Páncreas

La respuesta es E

Abdomen

2.15

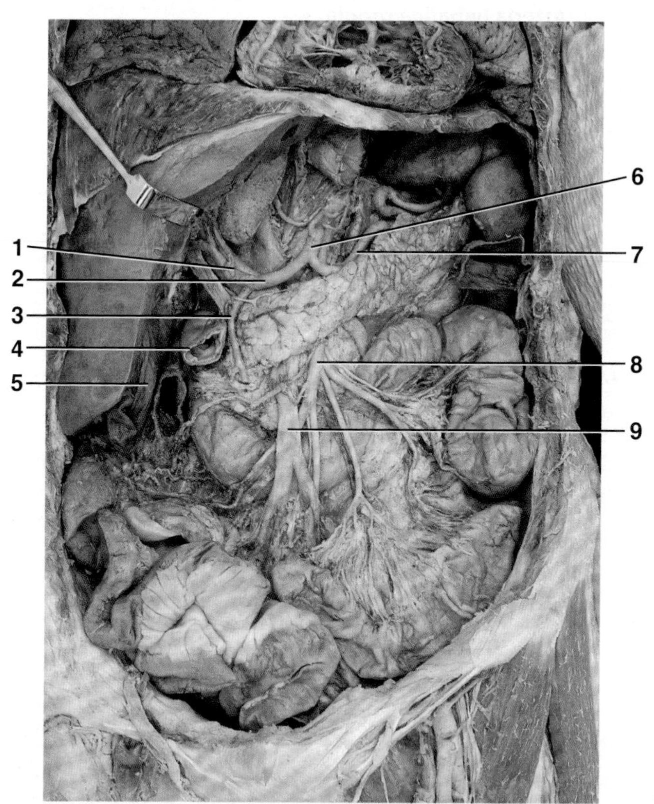

I. LEYENDAS

1. **Arteria hepática propia**
2. **Arteria hepática común**
3. **Arteria gastroduodenal**
4. **Duodeno**
5. **Vesícula biliar**
6. **Tronco celiaco**
7. **Arteria esplénica (lienal)**
8. **Arteria mesentérica superior**
9. **Vena mesentérica superior**

II. ANATOMÍA CLÍNICA

La arteria esplénica (lienal) tiene un trayecto sinuoso a lo largo del borde superior del páncreas, con la vena pasando por la parte inferior. Debido a su trayecto sinuoso, puede presentar porciones discontinuas en una sola TC de la parte superior del abdomen. Esto puede confundir a los estudiantes que esperan ver una estructura continua.

Abdomen

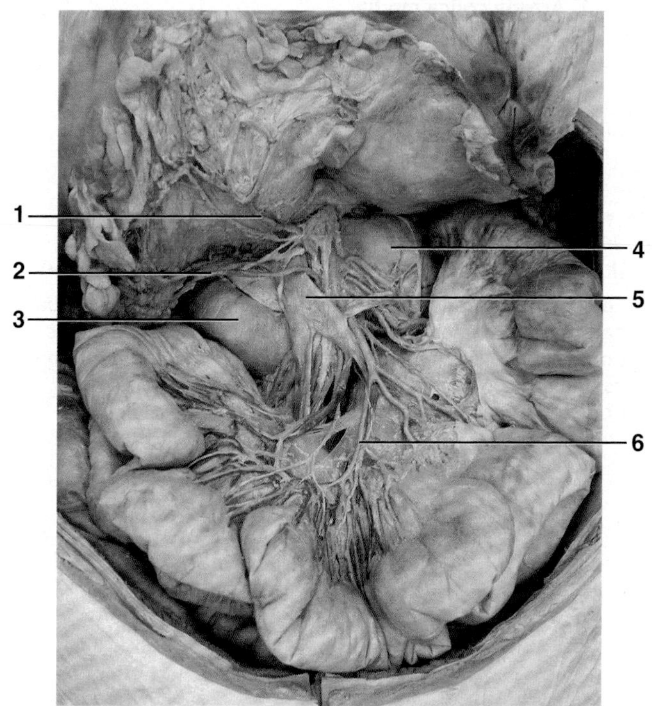

2.16

I. LEYENDAS

1. **Arteria cólica media**
2. **Arteria cólica derecha**
3. **Duodeno**
4. **Flexura duodenoyeyunal**
5. **Vena mesentérica superior**
6. **Arteria ileal**

II. ANATOMÍA CLÍNICA

La vena mesentérica superior se une con la vena esplénica para formar la vena porta posterior al cuello del páncreas. Por lo general, la vena mesentérica inferior drena a la vena esplénica o es tributaria a la vena mesentérica superior y, por lo tanto, no siempre contribuye a la formación de la vena porta.

Abdomen

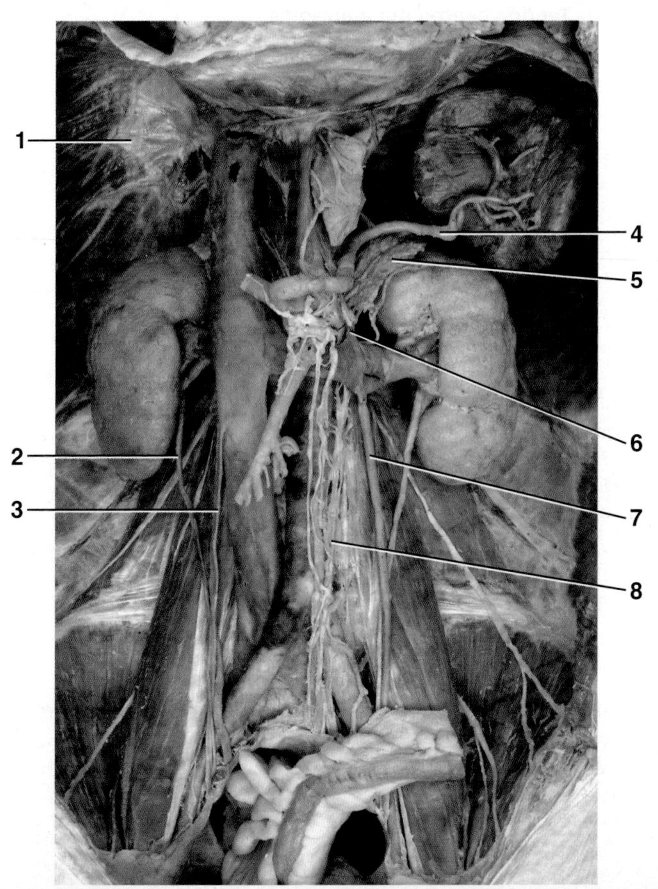

2.17

I. LEYENDAS

1. **Tendón central del diafragma**
2. **Uréter**
3. **Vena gonadal derecha**
4. **Arteria esplénica (lienal)**
5. **Glándula suprarrenal**
6. **Vena suprarrenal izquierda**
7. **Vena gonadal izquierda**
8. **Plexo hipogástrico superior;** compuesto principalmente de los nervios esplácnicos lumbares (simpáticos)

II. PREGUNTA

Los cirujanos de trasplante renal prefieren trasplantar el riñón izquierdo en lugar del derecho. ¿Cuál de los siguientes enunciados es correcto y explica mejor esta preferencia?

A. La vena renal izquierda es más larga que la vena renal derecha
B. La arteria renal izquierda es más larga que la arteria renal derecha
C. La vena renal derecha recibe a la vena gonadal derecha
D. La arteria renal derecha es la única fuente de sangre para la glándula suprarrenal derecha
E. El riñón derecho está unido con firmeza al hígado

La respuesta es A

Abdomen

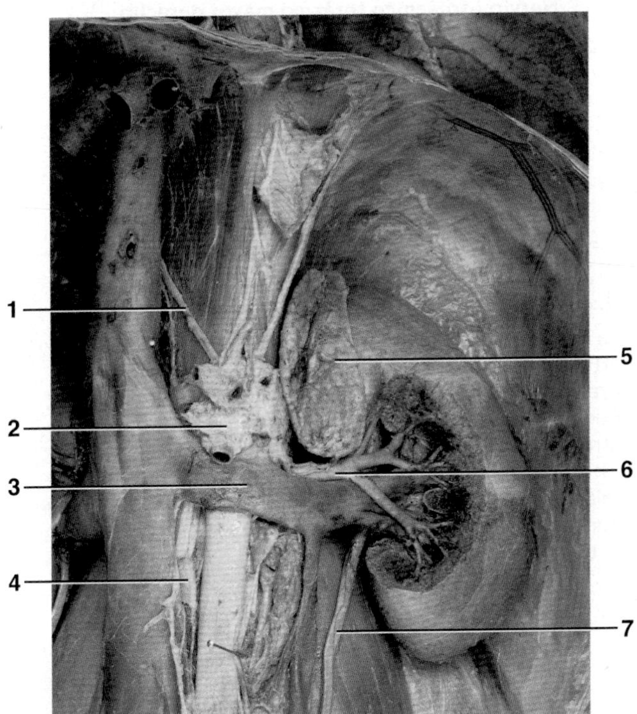

I. LEYENDAS

1. **Nervio esplácnico torácico mayor derecho**
2. **Ganglio celiaco;** "plexo solar"
3. **Vena renal izquierda**
4. **Tronco y ganglio simpático derecho**
5. **Glándula suprarrenal izquierda**
6. **Arteria renal izquierda**
7. **Uréter izquierdo**

II. ANATOMÍA CLÍNICA

La vena renal izquierda cruza la línea media entre la arteria mesentérica superior y la aorta abdominal. La presión hacia abajo sobre la arteria mesentérica superior puede comprimir la vena, lo que produce síndrome de atrapamiento de la vena renal también conocido como *síndrome de cascanueces*. Este síndrome puede estar relacionado con sangre o proteínas en la orina, dolor en el flanco izquierdo del abdomen, náusea, vómito y dolor en el testículo izquierdo.

Abdomen

2.19

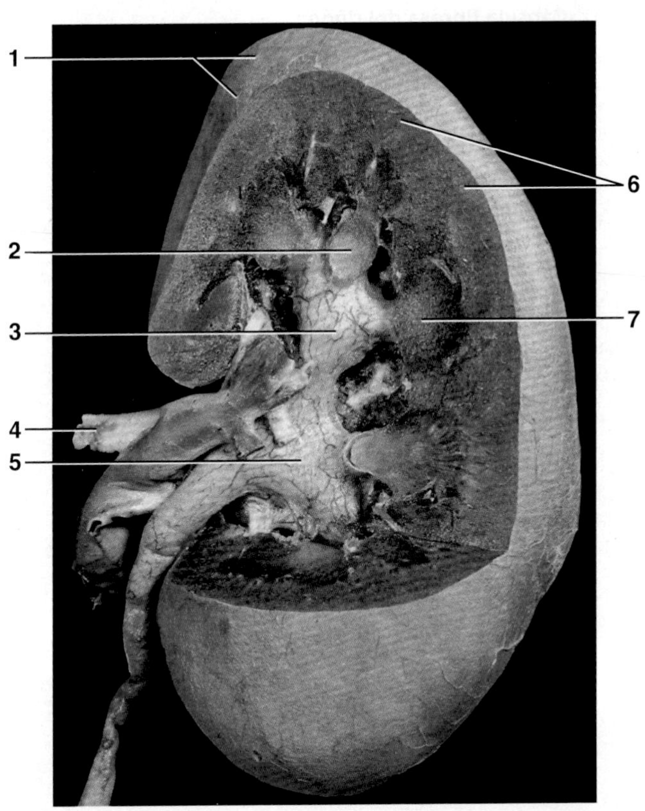

2.19

I. LEYENDAS

1. **Cápsula fibrosa del riñón**
2. **Pirámide renal;** termina en la papila renal
3. **Cáliz renal mayor**
4. **Arteria renal**
5. **Pelvis renal**
6. **Corteza renal**
7. **Médula renal**

II. PREGUNTA

¿Cuál de los siguientes enunciados es correcto acerca de un paciente con cálculos ureterales?

A. El dolor se siente en forma consistente en la parte superior de la espalda
B. El dolor se siente en forma consistente en los testículos o los labios vaginales
C. El dolor se debe a isquemia del uréter
D. El dolor es intermitente y puede cambiar conforme el cálculo desciende por el uréter
E. El flujo de orina siempre está bloqueado si hay dolor

La respuesta es D

Abdomen

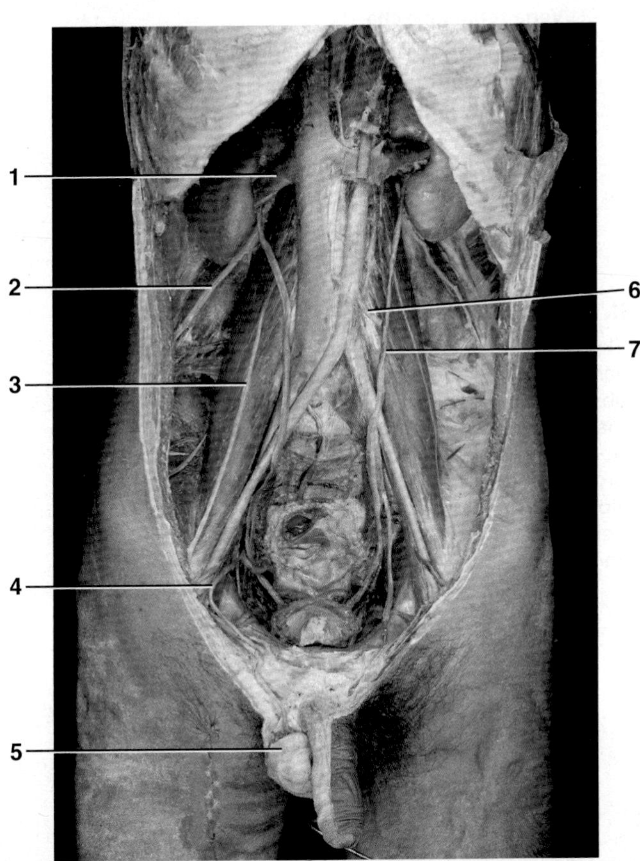

I. LEYENDAS

1. **Vena renal derecha**
2. **Nervio iliohipogástrico o ilioinguinal (L1)**
3. **Nervio genitofemoral (L1 y L2)**
4. **Conducto deferente**
5. **Testículo y epidídimo**
6. **Arteria mesentérica inferior**
7. **Uréter**

II. ANATOMÍA CLÍNICA

El patrón ramificado de los nervios del plexo lumbar es variable, lo que a veces hace confusa la identificación absoluta de los nervios de la pared abdominal posterior. Es mejor encontrar primero el nervio subcostal directamente por debajo de la 12ª costilla e identificar los nervios en orden a partir de ahí. Otro problema es que los nervios iliohipogástricos e ilioinguinales son parte del ramo ventral del nervio espinal L1, y el lugar exacto en donde se divide varía.

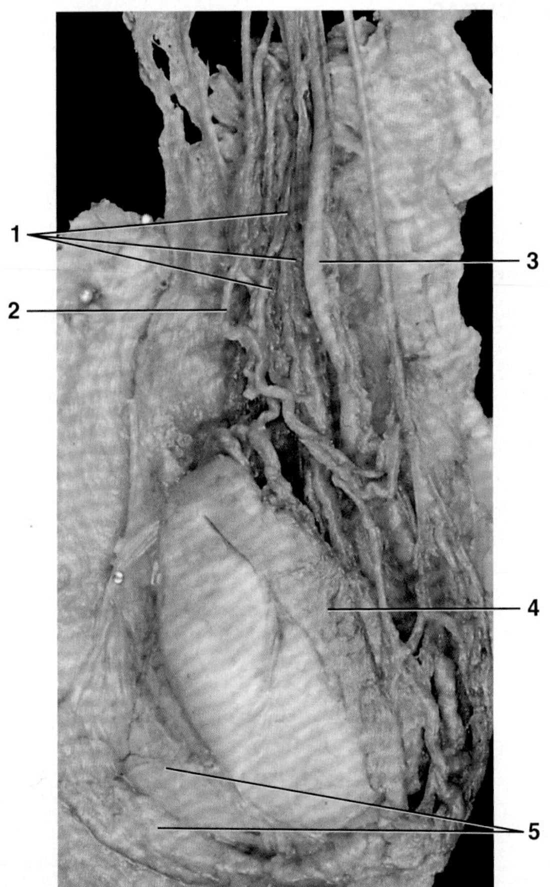

1
2
3
4
5

2.21

I. LEYENDAS

1. **Plexo venoso pampiniforme**
2. **Arteria testicular**
3. **Conducto deferente**
4. **Cuerpo del epidídimo**
5. **Capa parietal de la túnica vaginal**

II. PREGUNTA

Su paciente se queja de dolor en el lado izquierdo del escroto. Al examinarlo nota un crecimiento del lado derecho del escroto que desaparece cuando el paciente se acuesta. A la palpación el escroto del lado izquierdo se siente como una "bolsa de gusanos". El diagnóstico más probable es:

- **A.** Varicocele
- **B.** Torsión testicular
- **C.** Cáncer testicular
- **D.** Epididimitis
- **E.** Quiste del epidídimo

La respuesta es A

Abdomen

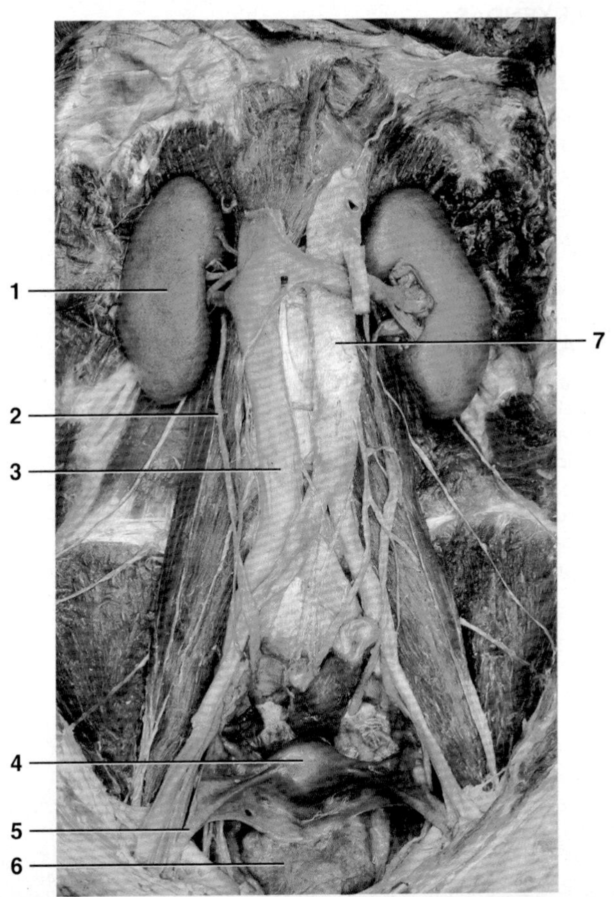

2.22

I. LEYENDAS

1. **Riñón derecho**
2. **Uréter derecho**
3. **Vena cava inferior**
4. **Útero**
5. **Ligamento redondo del útero**
6. **Vejiga urinaria**
7. **Aorta abdominal**

II. ANATOMÍA CLÍNICA

Un aneurisma de la aorta abdominal es un crecimiento localizado de la aorta debido a debilidad de la pared de la misma. En una persona delgada, el examinador puede sentir las pulsaciones del vaso dilatado a la palpación profunda de la parte media del abdomen. La ruptura de este aneurisma está relacionada con dolor abdominal intenso y quizá la muerte por pérdida sanguínea.

Abdomen

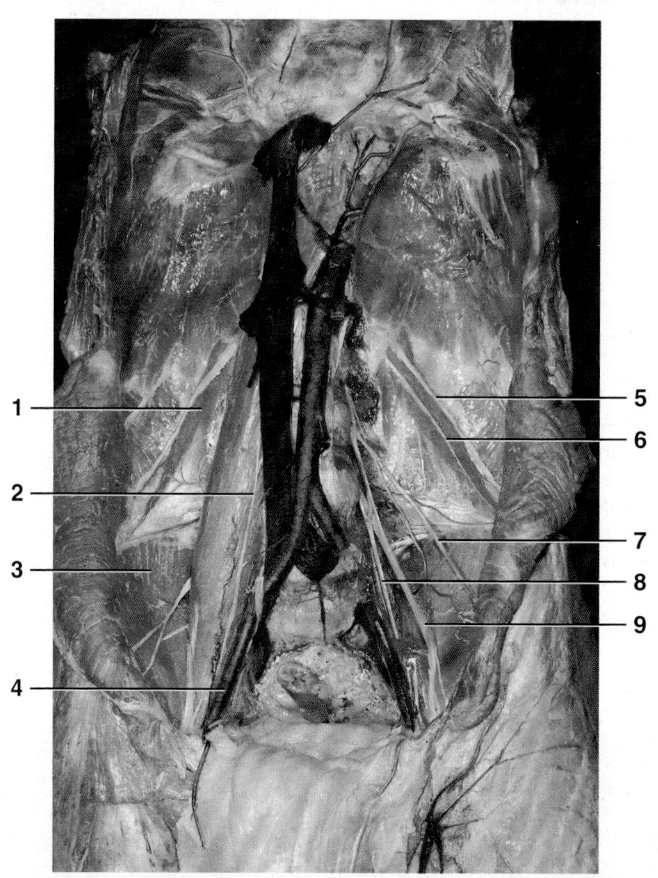

I. LEYENDAS

1. **Músculo cuadrado lumbar**
2. **Nervio genitofemoral**
3. **Músculo iliaco**
4. **Arteria iliaca externa**
5. **Nervio iliohipogástrico**
6. **Nervio ilioinguinal**
7. **Nervio cutáneo lateral del muslo**
8. **Nervio obturador**
9. **Nervio femoral**

II. ANATOMÍA CLÍNICA

Durante la respiración forzada, el músculo cuadrado lumbar puede ayudar con la inspiración. Al evitar que la 12ª costilla se eleve permite que el diafragma, que también se une a la 12ª costilla, ejerza mayor fuerza hacia abajo sobre el abdomen, de este modo aumenta la expansión de la cavidad torácica.

Abdomen

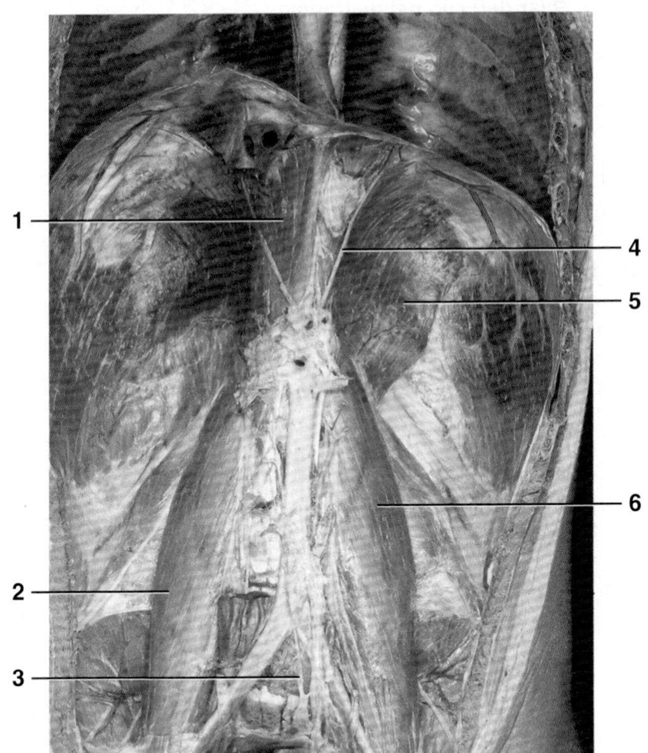

I. LEYENDAS

1. **Pilar derecho del diafragma**
2. **Músculo psoas mayor**
3. **Arteria sacra media**
4. **Arteria frénica inferior izquierda**
5. **Parte muscular del diafragma**
6. **Músculo psoas mayor**

II. PREGUNTA

Su paciente tiene un absceso en la parte superior del muslo que se relaciona con un músculo que corre lateral a las vértebras lumbares y se une al trocánter menor del fémur. ¿Qué músculo está involucrado en la infección?

A. Músculo cuadrado lumbar
B. Transverso abdominal
C. Aductor largo
D. Obturador externo
E. Psoas mayor

La respuesta es E

Abdomen

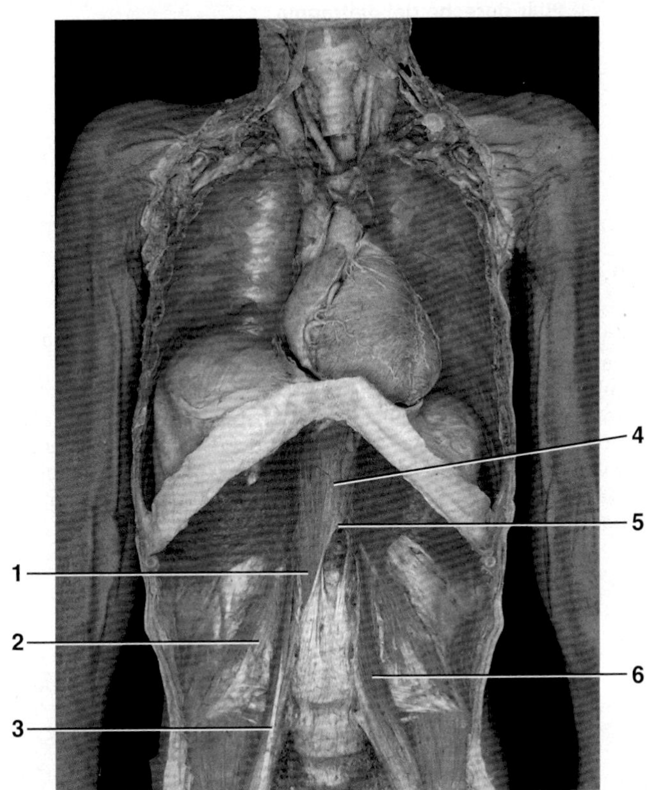

I. LEYENDAS

1. **Pilar derecho del diafragma**
2. **Músculo cuadrado lumbar**
3. **Músculo psoas menor**
4. **Parte lumbar del diafragma**
5. **Ligamento arqueado medial**
6. **Músculo psoas mayor**

II. ANATOMÍA CLÍNICA

Los ligamentos arqueados del diafragma están divididos en ligamentos arqueados medio, medial y lateral. La aorta pasa posterior al ligamento arqueado medio, y el tronco celiaco surge ligeramente inferior a éste. El síndrome del ligamento arqueado medio incluye la compresión del tronco celiaco por este ligamento. Los nervios ilioinguinal e iliohipogástrico pasan posteriores al ligamento arqueado medial. El músculo cuadrado lumbar y el nervio subcostal pasan posterior al ligamento arqueado lateral.

Pelvis y perineo

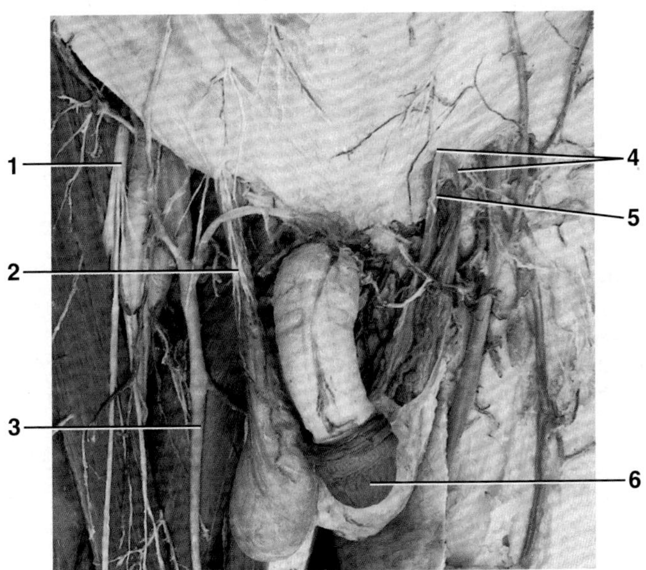

I. LEYENDAS

1. **Nervio femoral**
2. **Funículo espermático con la rama genital del nervio genitofemoral**
3. **Vena safena magna (mayor)**
4. **Anillo inguinal superficial**
5. **Nervio ilioinguinal**
6. **Glande del pene**

II. ANATOMÍA CLÍNICA

El tejido eréctil del pene está compuesto del cuerpo esponjoso y el par de cuerpos cavernosos. Dentro del cuerpo del pene, el cuerpo esponjoso está limitado a la cara ventral y rodea la uretra peneana. Pero en la cabeza del pene, el cuerpo esponjoso se expande para formar el glande (cabeza) del pene. En el cuello del glande, el prepucio (compuesto de una doble capa de piel) cubre en forma variable al glande, y es esta piel la que se retira cuando se realiza circuncisión a los hombres.

Pelvis y perineo

3.2

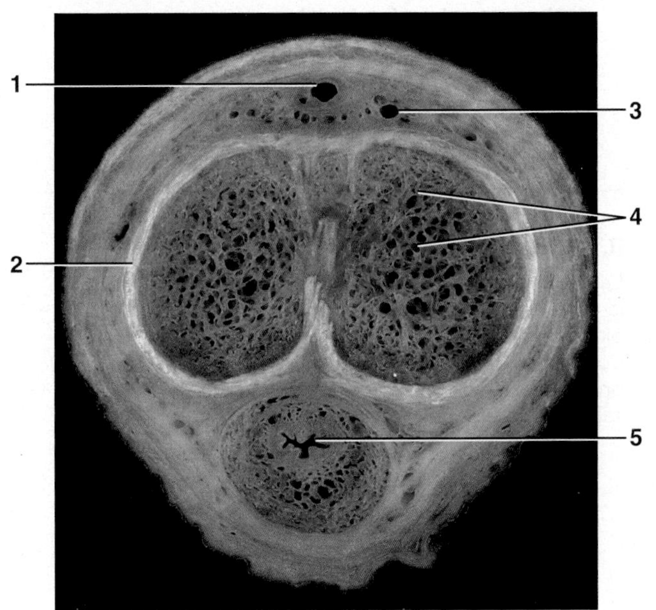

I. LEYENDAS

1. **Vena dorsal profunda del pene** (impar)
2. **Túnica albugínea** de los cuerpos cavernosos
3. **Arteria dorsal del pene** (par)
4. **Cuerpo cavernoso del pene**
5. **Uretra esponjosa (peneana)**

II. ANATOMÍA CLÍNICA

La erección del pene es favorecida por el hecho de que la vena dorsal profunda del pene está ubicada en el plano profundo de la fascia profunda (de Buck) del pene. Conforme éste se congestiona con sangre, la vena dorsal profunda del pene se comprime, lo que evita el flujo de salida de sangre de los tejidos eréctiles.

Pelvis y perineo

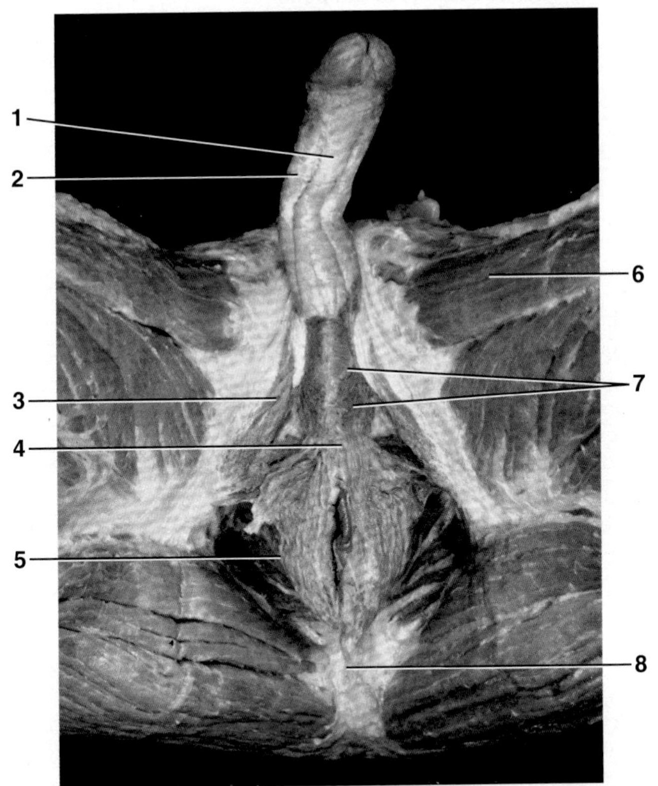

3.3

I. LEYENDAS

1. **Cuerpo esponjoso del pene**
2. **Cuerpo cavernoso del pene**
3. **Músculo isquiocavernoso** que cubre el pilar del pene
4. **Cuerpo perineal**
5. **Músculo del esfínter anal externo**
6. **Músculo grácil**
7. **Músculo bulboesponjoso**
8. **Ligamento anococcígeo**

II. PREGUNTA

Después de recuperarse de un choque automovilístico grave que implicó la fractura de la pelvis, su paciente presenta dificultad para eyacular durante la relación sexual. ¿Cuál de los siguientes músculos es el que posiblemente esté paralizado?

A. Elevador del ano
B. Bulboesponjoso
C. Obturador interno
D. Grácil
E. Dartos

La respuesta es B

Pelvis y perineo

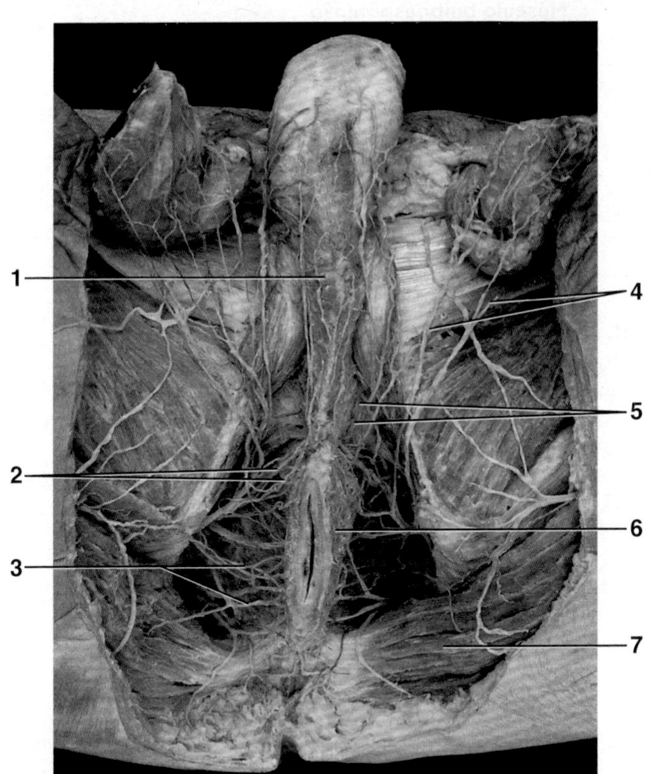

I. LEYENDAS

1. **Músculo bulboesponjoso**
2. **Ramas perineales del nervio pudendo**
3. **Arterias y nervios rectales inferiores**
4. **Nervios escrotales posteriores y arterias perineales superficiales**
5. **Músculo perineal transverso profundo**
6. **Músculo del esfínter anal externo**
7. **Músculo glúteo mayor**

II. ANATOMÍA CLÍNICA

Los músculos elevadores del ano constituyen la mayor parte del diafragma pélvico. El otro componente es el músculo isquiococcígeo (coccígeo). El elevador del ano se puede subdividir en el puborrectal, el pubococcígeo y el iliococcígeo. El puborrectal forma un cabestrillo alrededor de la unión anorrectal y es importante para mantener la continencia fecal. Se relaja para permitir la defecación.

Pelvis y perineo

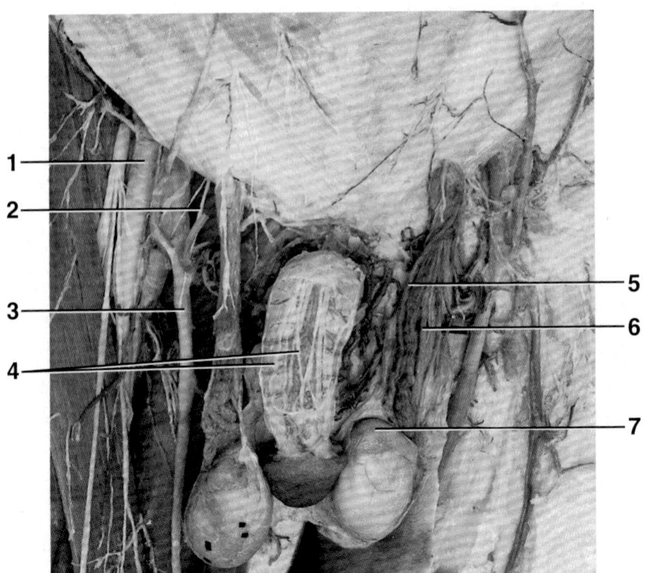

I. LEYENDAS

1. **Arteria femoral**
2. **Rama femoral del nervio genitofemoral**
3. **Vena safena mayor**
4. **Nervio dorsal del pene**
5. **Arteria testicular**
6. **Conducto deferente**
7. **Epidídimo**

II. PREGUNTA

Asiste un parto y observa que el recién nacido tiene hipospadias glandular. Le explica a los padres que:

A. El prepucio del niño está demasiado apretado y no se retrae con facilidad sobre el glande
B. La niña nació sin el glande del clítoris
C. El orificio uretral externo del niño está localizado en la porción inferior del glande del pene
D. El frenillo vaginal de la niña no está unido al glande del clítoris
E. El pene del niño no tiene glande

La respuesta es C

Pelvis y perineo

3.6

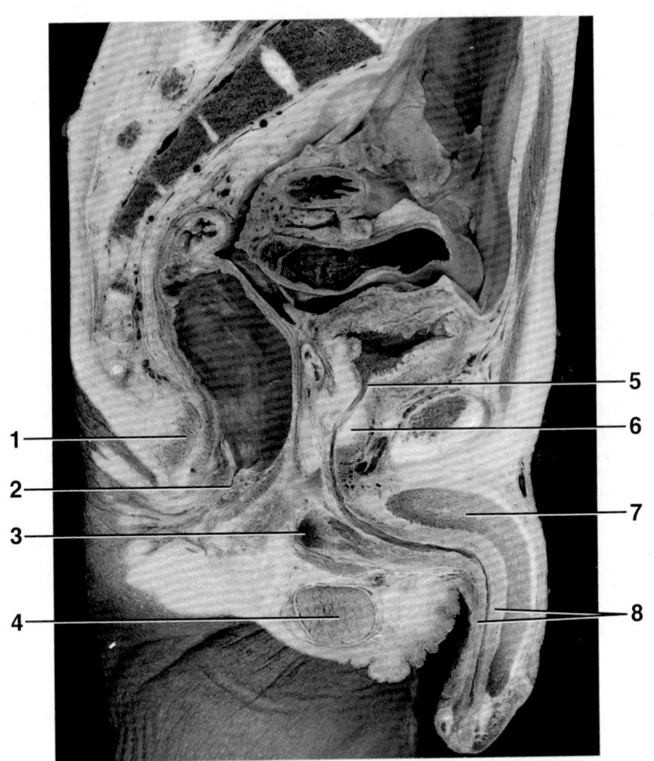

I. LEYENDAS

1. **Músculo del esfínter anal externo**
2. **Canal anal**
3. **Bulbo del pene**
4. **Testículo** (superficie seccionada)
5. **Orificio uretral externo y esfínter**
6. **Próstata**
7. **Cuerpo cavernoso del pene**
8. **Cuerpo esponjoso del pene**

II. PREGUNTA

Al realizar una exploración renal digital de rutina en un varón de 56 años de edad percibe un endurecimiento e irregularidad anormal a través de la pared rectal anterior, se sospecha:

A. Cáncer de próstata
B. Hipertrofia prostática benigna
C. Cálculo vesical
D. Infección vesical
E. Bloqueo del conducto eyaculatorio

La respuesta es A

Pelvis y perineo

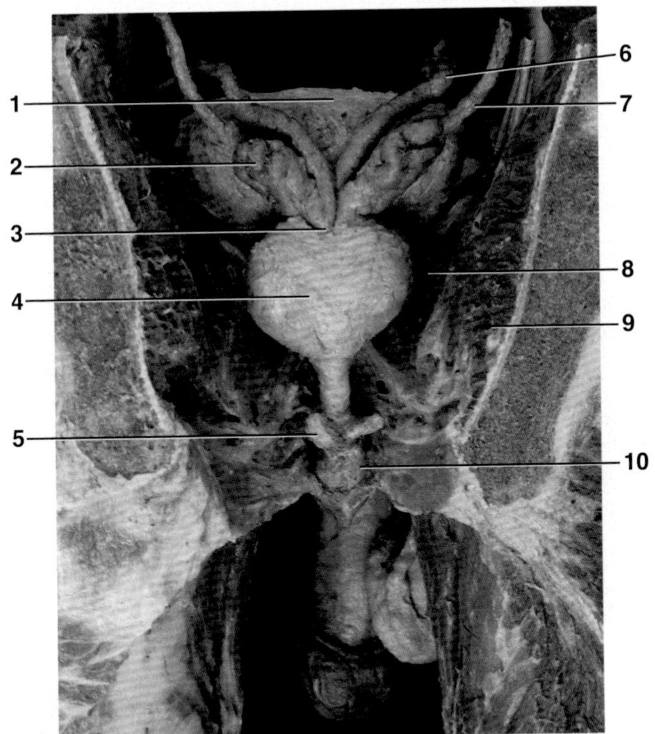

I. LEYENDAS

1. **Vejiga urinaria**
2. **Vesícula seminal**
3. **Conducto eyaculatorio** (porción proximal)
4. **Próstata**
5. **Glándula bulbouretral (glándula de Cowper)**
6. **Conducto deferente**
7. **Uréter**
8. **Músculo elevador del ano**
9. **Músculo obturador interno**
10. **Bulbo del pene**

II. PREGUNTA

Varón de 44 años de edad que tiene una infección en las glándulas bulbouretrales. El conducto de esta glándula se vacía en:

A. Vejiga
B. Próstata
C. Espacio perineal profundo
D. Escroto
E. Uretra esponjosa

La respuesta es E

Pelvis y perineo

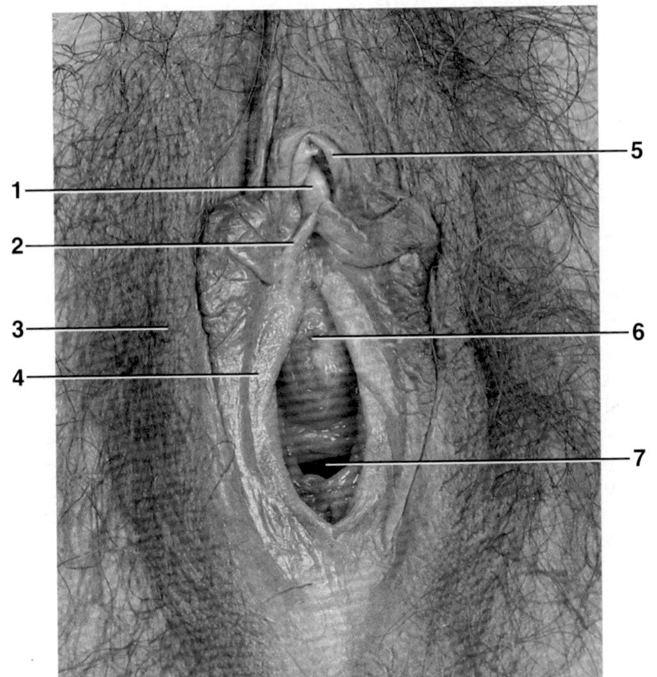

I. LEYENDAS

1. **Glande del clítoris**
2. **Frenillo del clítoris**
3. **Labio pudendo mayor**
4. **Labio pudendo menor**
5. **Prepucio del clítoris**
6. **Orificio uretral externo**
7. **Orificio vaginal**

II. ANATOMÍA CLÍNICA

La circuncisión femenina (mutilación genital femenina) es el ritual de amputación de una parte o la totalidad de los genitales femeninos externos. Los procedimientos difieren entre los diferentes grupos étnicos pero pueden incluir retiro del prepucio, el clítoris y los labios pudendos mayores y menores. Los problemas clínicos que resultan de este procedimiento incluyen infecciones recurrentes, dolor crónico, quistes, incapacidad para el embarazo y complicaciones durante el parto.

Pelvis y perineo

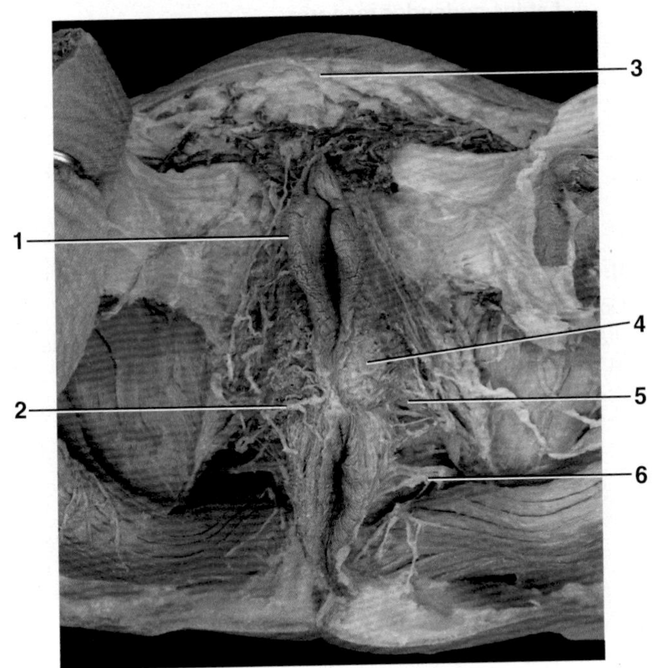

3.9

I. LEYENDAS

1. **Labios pudendos menores**
2. **Rama perineal del nervio pudendo**
3. **Monte del pubis (de Venus)**
4. **Glándula vestibular mayor**
5. **Músculo perineal transverso superficial**
6. **Nervios rectales inferiores**

II. PREGUNTA

Una mujer de 23 años de edad se presenta al servicio de urgencias afirmando que ha perdido su tampón dentro de la vagina. ¿Cuál es el curso de acción más adecuado?

A. Contactar al quirófano porque es probable que haya empujado el tampón a través de la pared posterior de la vagina hacia el recto
B. Realizar un examen rectal para localizarlo
C. Realizar un examen vaginal para localizarlo
D. Realizar un estudio de imagen para localizarlo
E. Dilatar el cérvix para buscarlo dentro del útero

La respuesta es C

Pelvis y perineo

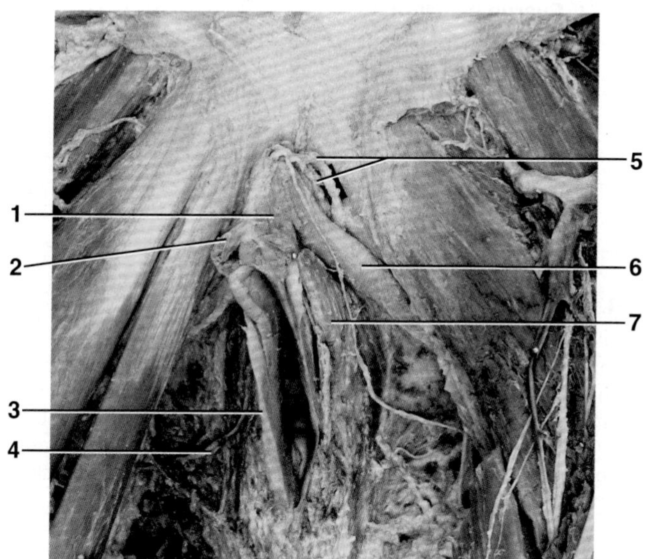

I. LEYENDAS

1. **Cuerpo del clítoris**
2. **Prepucio del clítoris**
3. **Labio pudendo menor**
4. **Nervio labial posterior**
5. **Arteria profunda y nervio dorsal del clítoris**
6. **Pilar del clítoris**
7. **Músculo bulboesponjoso**

II. ANATOMÍA CLÍNICA

El cuerpo del clítoris tiene un tamaño muy variable, éste es un dato importante que por lo general no se menciona en los textos de anatomía. Igual que el pene es un órgano eréctil, pero el pene está compuesto de tejido del cuerpo esponjoso y cavernoso, el clítoris sólo se compone de cuerpo cavernoso. En las mujeres, el bulbo del vestíbulo contiene el tejido del cuerpo esponjoso.

Pelvis y perineo

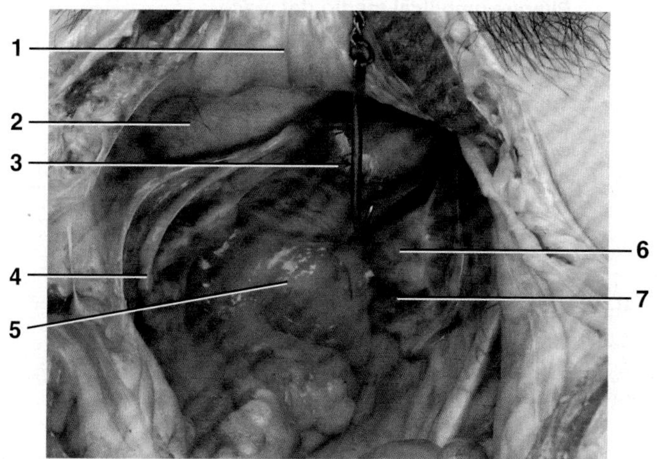

I. LEYENDAS

1. **Pliegue umbilical medio del uraco**
2. **Vejiga urinaria**
3. **Útero**
4. **Tuba uterina**
5. **Recto**
6. **Ovario**
7. **Fimbria de la tuba uterina**

II. PREGUNTA

Cuando se realiza una ovariectomía es necesario ligar el aporte sanguíneo principal del ovario antes de extirparlo. La arteria ovárica es rama de la:

A. Aorta abdominal
B. Arteria iliaca interna
C. Arteria iliaca externa
D. Arteria pudenda interna
E. Arteria obturatriz

La respuesta es A

Pelvis y perineo

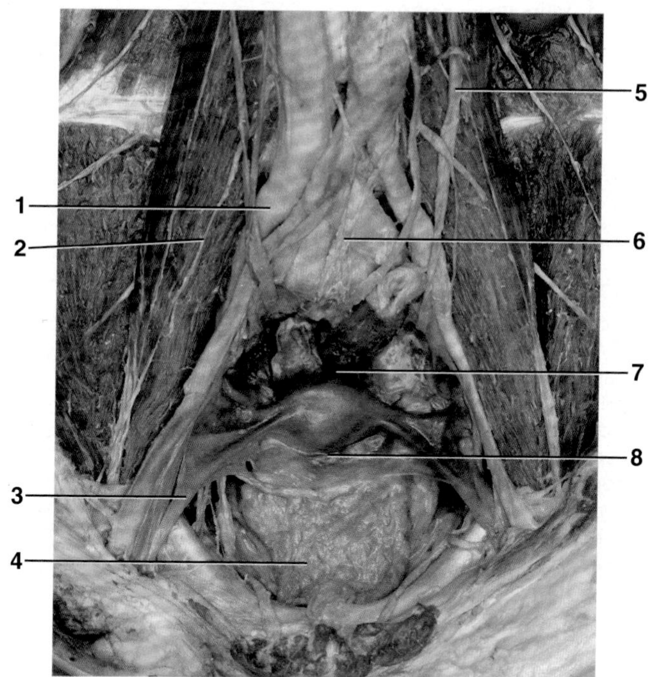

I. LEYENDAS

1. **Vena iliaca común**
2. **Nervio genitofemoral**
3. **Ligamento redondo del útero**
4. **Vejiga urinaria**
5. **Uréter**
6. **Plexo hipogástrico superior**
7. **Fondo de saco rectouterino (de Douglas)**
8. **Fondo de saco vesicouterino**

II. ANATOMÍA CLÍNICA

La inervación simpática de las vísceras pélvicas es principalmente a través de los nervios hipogástricos izquierdo y derecho, los cuales son ramas de los nervios esplácnicos lumbares. Los nervios hipogástricos se combinan con ramas de los nervios esplácnicos pélvicos (parasimpáticos) para formar plexos (plexos hipogástricos superior e inferior) para proporcionar inervación autónoma a las vísceras pélvicas.

Pelvis y perineo

3.13

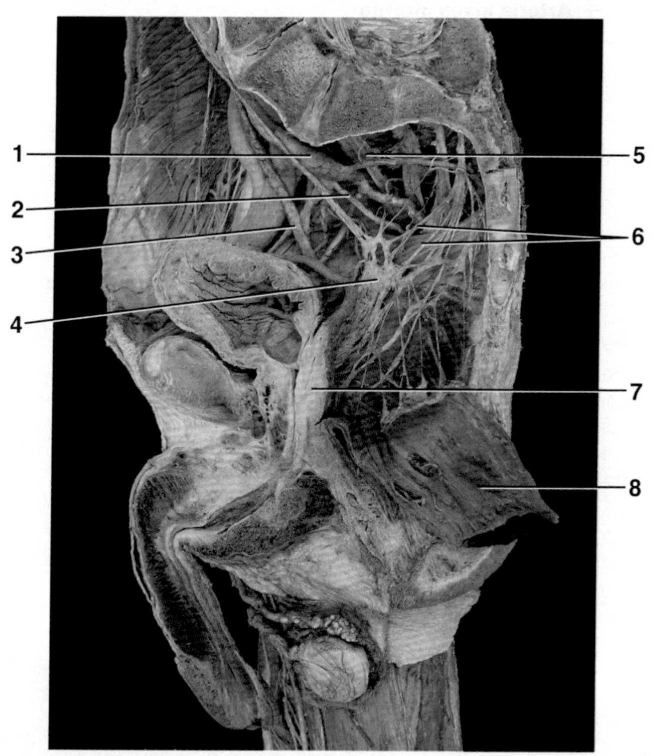

I. LEYENDAS

1. **Arteria iliaca interna**
2. **Arteria pudenda interna**
3. **Uréter**
4. **Plexo hipogástrico inferior (plexo pélvico)**
5. **Tronco lumbosacro**
6. **Nervios esplácnicos pélvicos**
7. **Glándula prostática**
8. **Recto** (plegado)

II. PREGUNTA

Después de una cirugía para retirar una próstata cancerosa, el paciente no puede lograr una erección suficiente para lograr la penetración durante la relación sexual. Es probable que durante la operación se haya dañado uno de los siguientes nervios:

A. Pélvico esplácnico
B. Hipogástrico
C. Pudendo
D. Genitofemoral
E. Rama posterior S2

La respuesta es A

Pelvis y perineo

3.14

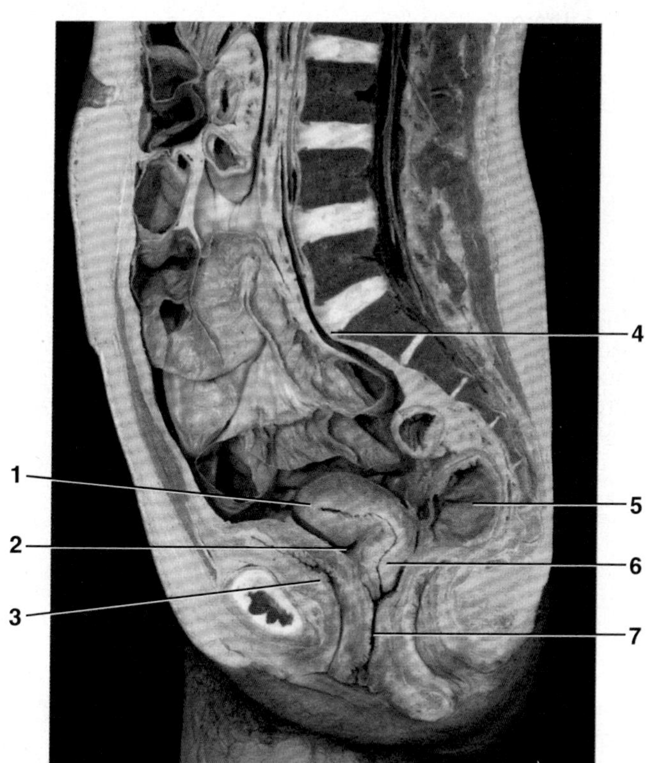

3.14

I. LEYENDAS

1. **Útero**
2. **Fondo de saco vesicouterino**
3. **Vejiga urinaria** (colapsada)
4. **Promontorio del sacro**
5. **Recto**
6. **Cérvix del útero**
7. **Canal vaginal**

II. PREGUNTA

Mujer de 50 años de edad que se presenta con una masa proyectada hacia la pared anterior de la vagina. Al presionar la masa la paciente siente deseo de orinar. De los siguientes diagnósticos, ¿cuál es el más probable?

A. Rectocele
B. Cistocele
C. Cáncer cervical
D. Prolapso uterino
E. Hernia inguinal indirecta

La respuesta es B

Pelvis y perineo

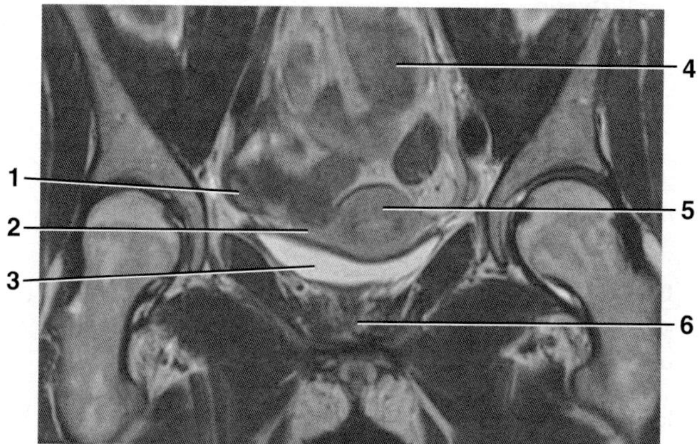

I. LEYENDAS

1. **Ovario**
2. **Tuba uterina**
3. **Vejiga urinaria**
4. **Intestino delgado**
5. **Útero**
6. **Uretra**

II. PREGUNTA

Mujer de 42 años multípara que refiere incontinencia urinaria cuando tose. ¿Cuál de las siguientes estructuras probablemente fue lesionada durante sus múltiples partos lo que resulta en incontinencia de esfuerzo?

A. Músculo obturador interno
B. Músculo piriforme
C. Músculo coccígeo
D. Músculo bulboesponjoso
E. Músculo pubococcígeo

La respuesta es E

Pelvis y perineo

3.16

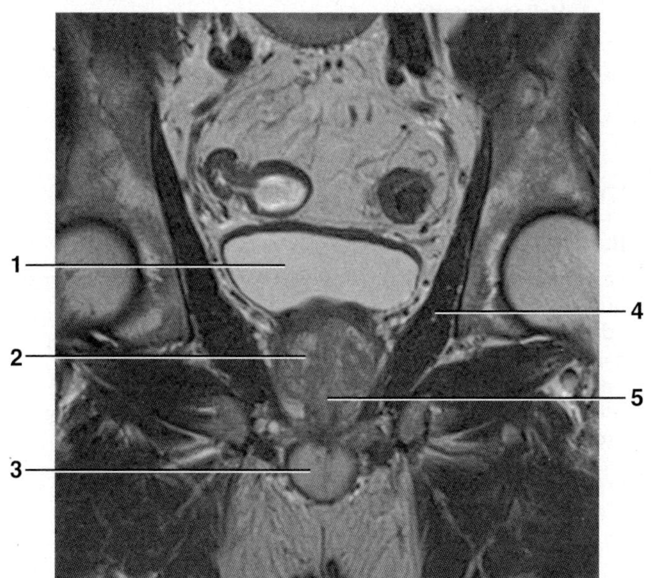

I. LEYENDAS

1. **Vejiga urinaria**
2. **Próstata**
3. **Bulbo del pene**
4. **Músculo obturador interno**
5. **Uretra prostática**

II. ANATOMÍA CLÍNICA

La hipertrofia prostática benigna (HPB) es una condición que afecta a la mayor parte de los hombres de mediana edad. El lóbulo medio (mediano) de la próstata crece e impide el flujo urinario en la uretra prostática. Los pacientes también se quejan de nicturia (necesidad de orinar de noche), disuria (dificultad o micción dolorosa) y urgencia (necesidad súbita de vaciar la vejiga).

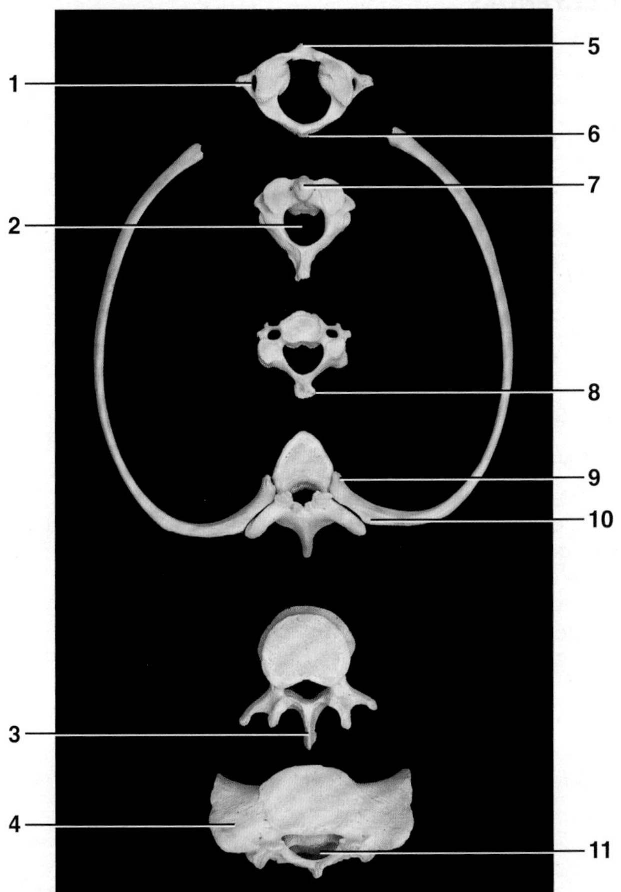
1
2
3
4
5
6
7
8
9
10
11

4.1

I. LEYENDAS

1. **Foramen transverso**
2. **Foramen vertebral**
3. **Proceso espinoso**
4. **Ala del sacro**
5. **Tubérculo anterior del atlas**
6. **Tubérculo posterior del atlas**
7. **Diente del axis (proceso odontoides)**
8. **Proceso espinoso bífido de la vértebra cervical**
9. **Cabeza de la costilla**
10. **Tubérculo de la costilla**
11. **Conducto del sacro**

II. PREGUNTA

Una paciente de 24 años de edad tuvo una grave lesión en el cuello en un accidente automovilístico. El médico del servicio de urgencias está preocupado por una luxación entre el atlas y el diente del axis. ¿Cuál de los siguientes ligamentos es el principal responsable de mantener la integridad de la articulación atlantoaxial?

A. Ligamentos alares
B. Membrana tectoria
C. Ligamento transverso del atlas
D. Ligamento longitudinal anterior
E. Ligamento amarillo

La respuesta es C

Dorso

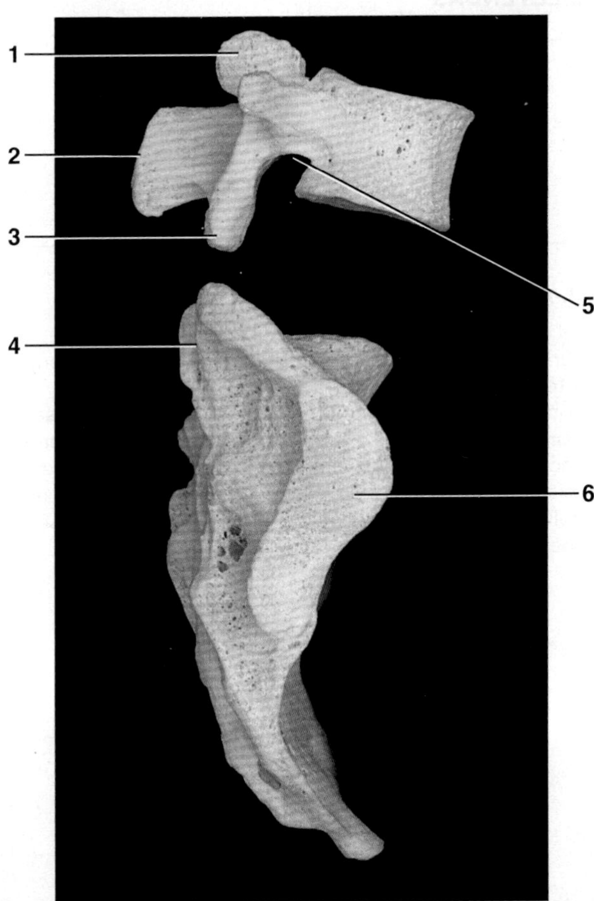

I. LEYENDAS

1. **Proceso articular superior**
2. **Proceso espinoso**
3. **Proceso articular inferior**
4. **Cresta sacra media**
5. **Incisura vertebral inferior**
6. **Superficie auricular**

II. ANATOMÍA CLÍNICA

La incisura vertebral inferior al unirse con la incisura vertebral superior de la vértebra inferior forman el foramen intervertebral. En la práctica clínica, este foramen se conoce como foramen *neural*. Los nervios espinales salen por estos forámenes. En las regiones torácica, lumbar y sacra, el nervio sale en la parte inferior a la vértebra del mismo número (es decir, el nervio espinal L4 sale de la columna vertebral a través del foramen intervertebral [neural] L4/L5).

Dorso

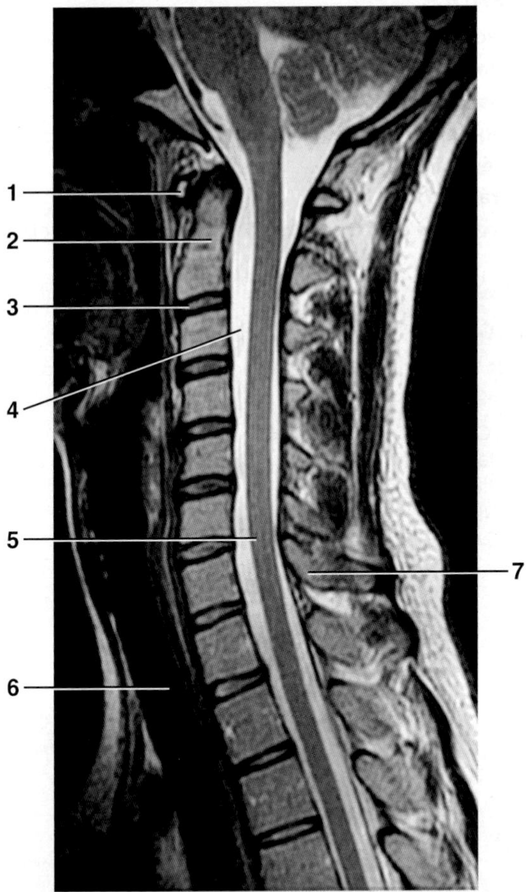

4.3

I. LEYENDAS

1. **Arco anterior del atlas**
2. **Diente (proceso odontoides) del axis**
3. **Disco intervertebral**
4. **Líquido cerebroespinal en el saco dural**
5. **Médula espinal**
6. **Tráquea**
7. **Procesos espinosos de C7 (prominencia vertebral)**

II. PREGUNTA

¿Cuál de las siguientes modalidades se utilizó para tomar esta imagen radiológica?

A. TC
B. Radiografía (rayos X)
C. Ultrasonido
D. IRM de T1
E. IRM de T2

La respuesta es E

Dorso

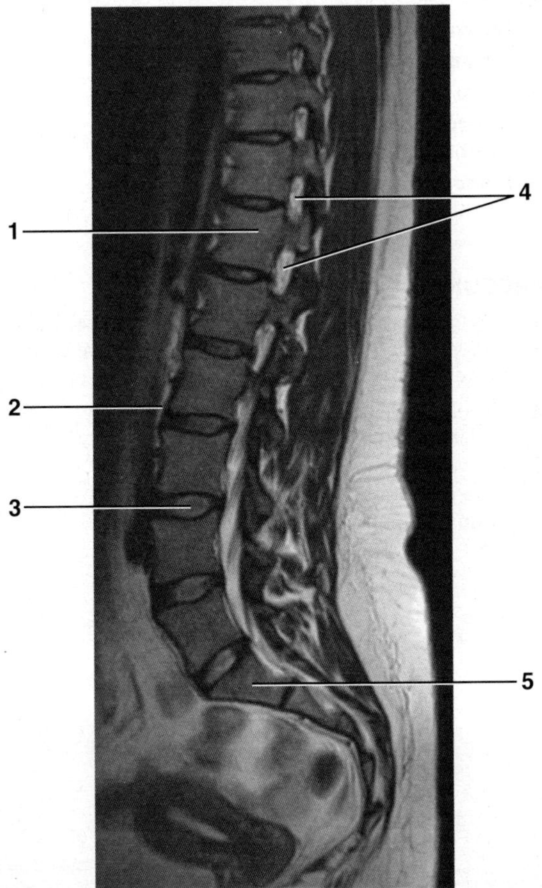

4.4

I. LEYENDAS

1. **Cuerpo de la vértebra T12**
2. **Ligamento longitudinal anterior**
3. **Disco intervertebral**
4. **Conducto vertebral que contiene líquido cerebroespinal (LCE)**
5. **Primera vértebra sacra (sacro)**

II. PREGUNTA

Si el disco intervertebral identificado con el número 3 en la imagen se hernia en sentido posterior, ¿cuál de las siguientes estructuras es más probable que afecte?

A. Nervio espinal L2
B. Nervio espinal L3
C. Nervio espinal L4
D. Ligamento amarillo
E. Filum terminal

La respuesta es C

Dorso

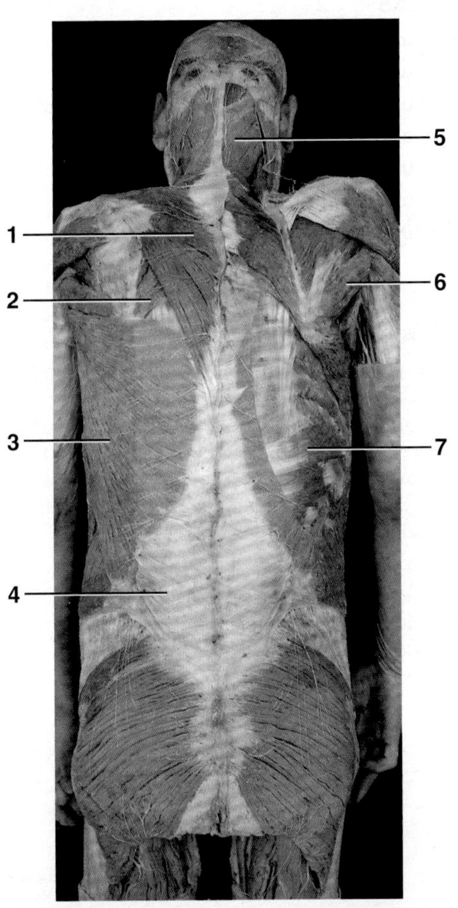

I. LEYENDAS

1. **Músculo trapecio**
2. **Músculo romboides mayor**
3. **Músculo latísimo del dorso (dorsal ancho)**
4. **Fascia toracolumbar**
5. **Músculo esplenio de la cabeza**
6. **Músculo redondo mayor**
7. **Músculo serrato posterior inferior**

II. PREGUNTA

Después de la cirugía para extirpar los nódulos linfáticos patológicos del cuello de un paciente de 63 años de edad, el cirujano observa que el paciente ya no puede elevar el hombro en forma normal. El cirujano asume que el nervio que se dirige hacia el trapecio se dañó de manera inadvertida durante la operación. ¿Cuál de los siguientes nervios probablemente se lesionó?

A. Nervio accesorio (XI nervio craneal)
B. Nervio dorsal de la escápula
C. Nervio occipital mayor
D. Nervio occipital menor
E. Nervio auriculotemporal

La respuesta es A

Dorso

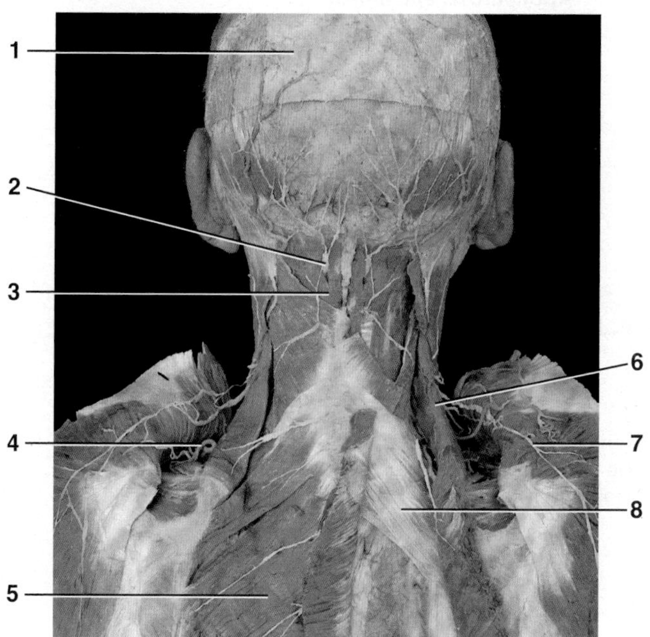

4.6

I. LEYENDAS

1. **Aponeurosis epicraneal**
2. **Nervio occipital mayor**
3. **Músculo semiespinoso de la cabeza**
4. **Rama superficial de la arteria cervical transversa**
5. **Músculo romboides mayor**
6. **Músculo elevador de la escápula**
7. **Nervio accesorio**
8. **Músculo serrato posterior superior**

II. PREGUNTA

Un paciente de 35 años de edad fue llevado al servicio de urgencias después de que se le "arrancó la cabellera" en un accidente en el cual parte de la piel cabelluda se removió cuando fue atrapada en una pieza de maquinaria de granja. Por lo general, esto ocurre en una de las siguientes capas de la piel cabelluda:

A. Piel
B. Tejido conjuntivo
C. Aponeurosis (aponeurosis epicraneal)
D. Tejido conjuntivo areolar laxo
E. Periostio

La respuesta es D

Dorso

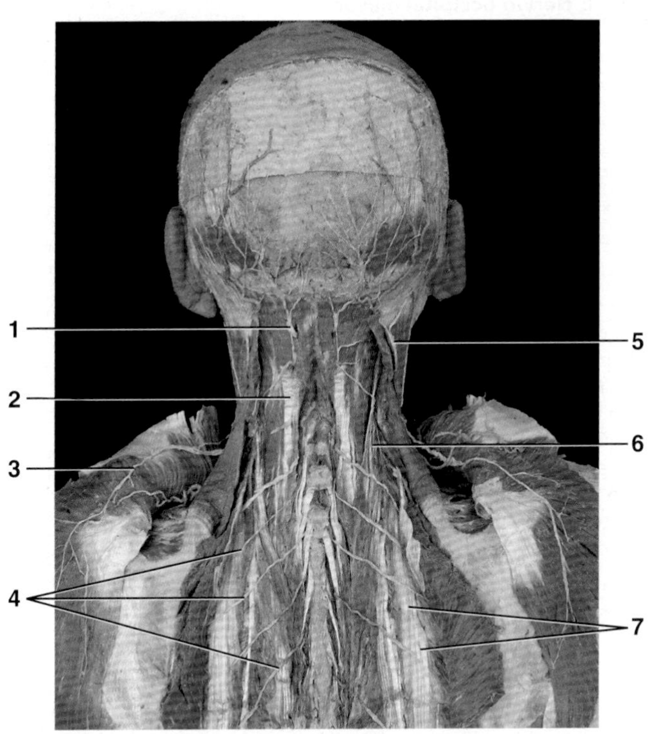

I. LEYENDAS

1. **Nervio occipital mayor**
2. **Músculo semiespinoso de la cabeza**
3. **Nervio accesorio**
4. **Rama posterior de los nervios espinales**
5. **Nervio occipital menor**
6. **Músculo longísimo del cuello**
7. **Músculo torácico iliocostal**

II. ANATOMÍA CLÍNICA

El nervio occipital mayor es un componente puramente sensorial de la rama posterior del nervio espinal C2. Brinda sensibilidad a la parte posterior de la cabeza. Se cree que el nervio occipital mayor es una causa de cefaleas cervicogénicas. El nervio occipital menor es una rama del plexo cervical compuesto de filamentos de las ramas anteriores de C2 y C3. También es estrictamente sensorial e inerva la parte posterior de la cabeza, atrás de la oreja.

Dorso

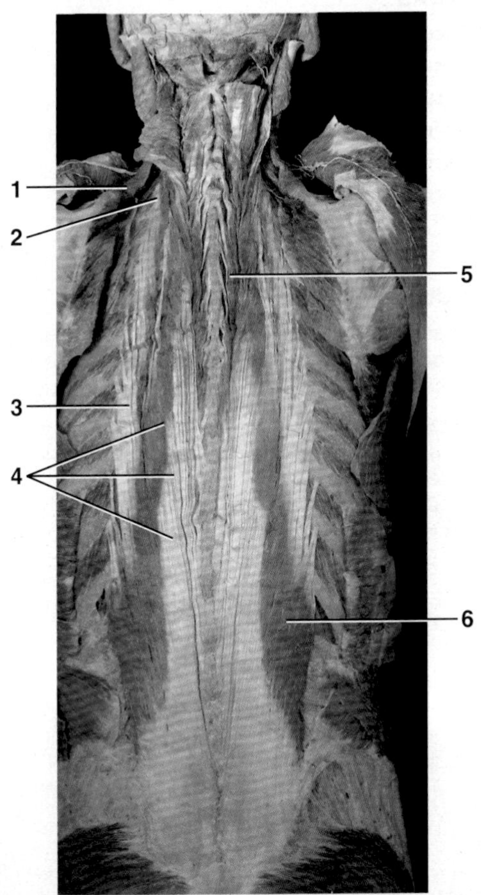

4.8

I. LEYENDAS

1. **Músculo elevador de la escápula**
2. **Músculo iliocostal cervical**
3. **Músculo iliocostal torácico**
4. **Músculo longísimo del tórax**
5. **Músculo torácico espinal**
6. **Músculo iliocostal lumbar**

II. PREGUNTA

En la preparación para una laminectomía, al cirujano le preocupa que pudiera denervar el músculo iliocostal lumbar. En específico le preocupa cortar inadvertidamente:

A. La rama anterior de algunos nervios lumbares
B. La rama posterior de algunos nervios lumbares
C. El nervio toracodorsal
D. El nervio subcostal
E. Los nervios intercostales lumbares

La respuesta es B

Dorso

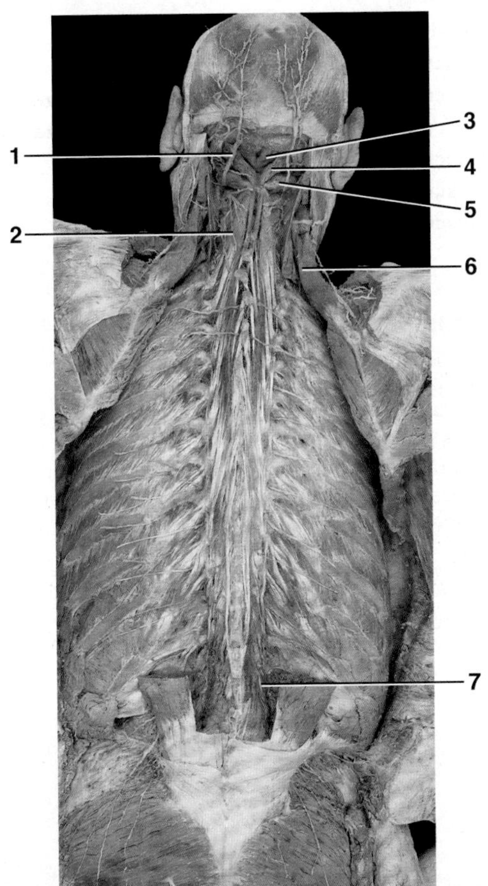

4.9

I. LEYENDAS

1. **Nervio occipital mayor**
2. **Músculo semiespinoso cervical**
3. **Músculo recto posterior menor de la cabeza**
4. **Músculo recto posterior mayor de la cabeza**
5. **Músculo oblicuo inferior de la cabeza**
6. **Músculo elevador de la escápula**
7. **Músculo multífido**

II. PREGUNTA

Después de una herida por un cuchillo en la parte posterior del cuello, una paciente joven tiene dificultad para retraer su escápula por la lesión al nervio que inerva el músculo romboides mayor. El médico del servicio de urgencias también está preocupado por otro músculo inervado por este nervio. ¿Cuál de los siguientes músculos le preocupa?

A. Multífido
B. Elevador de la escápula
C. Semiespinoso cervical
D. Recto posterior mayor de la cabeza
E. Oblicuo inferior de la cabeza

La respuesta es B

Dorso

4.10

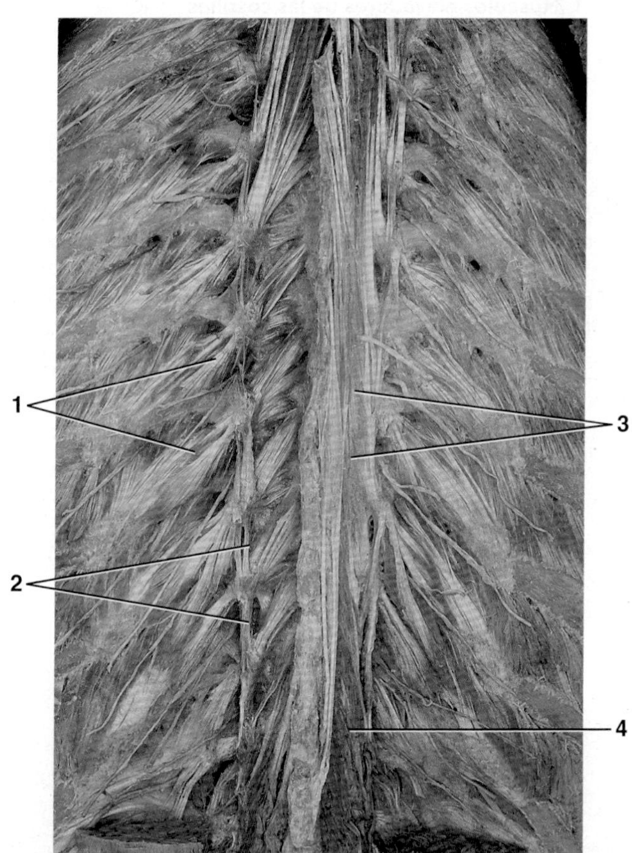

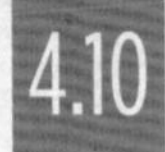

I. LEYENDAS

1. **Músculos elevadores de las costillas**
2. **Músculos intertransversos lumbares**
3. **Músculo espinal**
4. **Músculo multífido**

II. ANATOMÍA CLÍNICA

El espinal es el componente más medial del grupo erector de la columna de los músculos de la espalda. Es el menos desarrollado de los tres, por lo general aparece sólo en la región torácica. Los segmentos musculares surgen y se insertan en los procesos espinosos. Al actuar en forma unilateral, el músculo provocará cierta inclinación lateral de la columna, mientras que cuando actúa bilateralmente, lo hará con el iliocostal y el longísimo para extender la columna.

Dorso

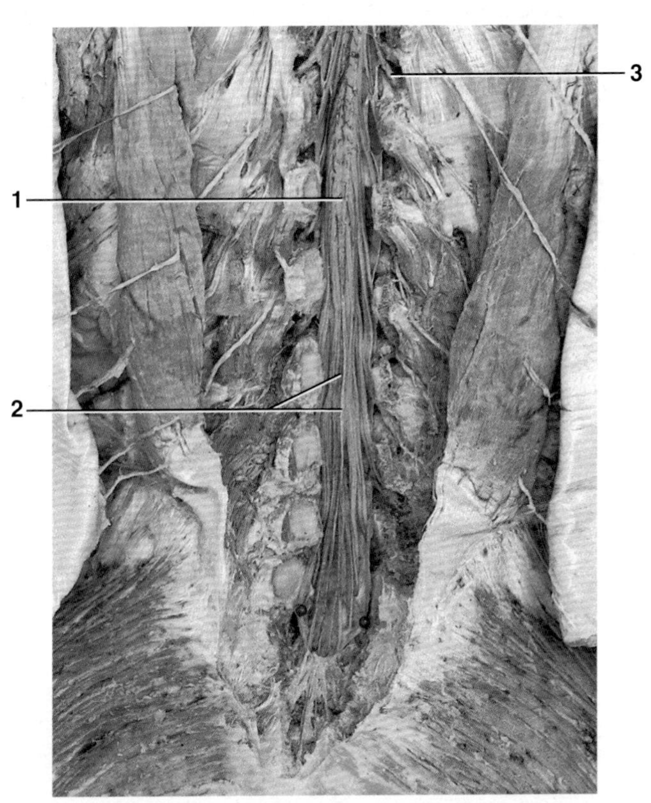

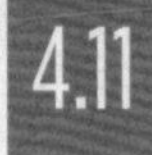

I. LEYENDAS

1. **Cono medular**
2. **Cola de caballo (cauda equina)**
3. **Nervio espinal**

II. ANATOMÍA CLÍNICA

El cono medular es el extremo inferior estrecho de la médula espinal que está aproximadamente en L1 o L2. Una tira fina de piamadre (filum terminal) une el cono medular al cóccix.

Dorso

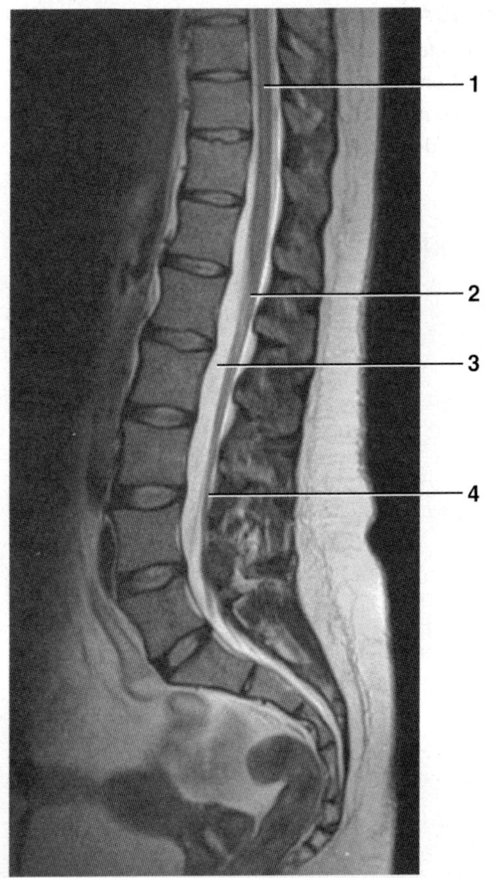

4.12

I. LEYENDAS

1. **Médula espinal**
2. **LCE en el saco dural**
3. **Cono medular**
4. **Cola de caballo (cauda equina)**

II. PREGUNTA

Se sospecha meningitis en un paciente universitario. Para obtener una muestra del LCE del paciente y analizarlo en busca de infección bacteriana, ¿en dónde insertaría una aguja?

A. Entre el hueso occipital y el atlas
B. Entre las láminas de C7 y T1
C. Entre las láminas de L3 y L4
D. Dentro del foramen sacro dorsal
E. Dentro del hiato del sacro

La respuesta es C

Extremidad inferior

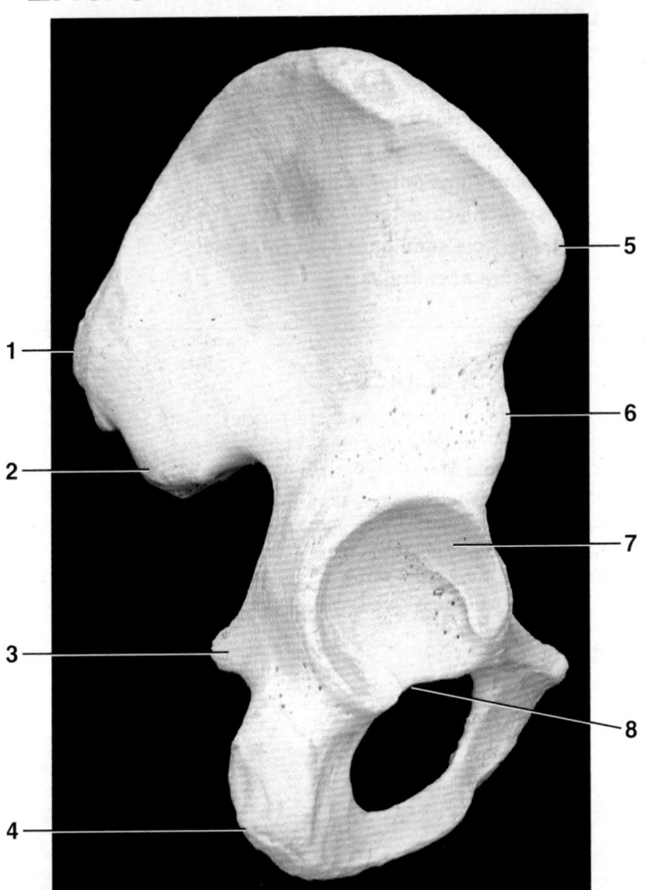

I. LEYENDAS

1. **Espina iliaca posterior superior**
2. **Espina iliaca posterior inferior**
3. **Espina isquiática**
4. **Tuberosidad isquiática**
5. **Espina iliaca anterior superior**
6. **Espina iliaca anterior inferior**
7. **Superficie semilunar del acetábulo**
8. **Incisura acetabular**

II. ANATOMÍA CLÍNICA

Los músculos de la región posterior del muslo (corva) que incluyen la cabeza larga del bíceps femoral, el semimembranoso y el semitendinoso, se originan en la tuberosidad isquiática. Las lesiones en esta región por lo general se presentan en esta unión y pueden ser un esguince ("tracción" muscular) o un desgarro. El músculo también se puede desgarrar al separarse de la tuberosidad ósea con lo que se provoca una fractura por avulsión.

Extremidad inferior 5.2

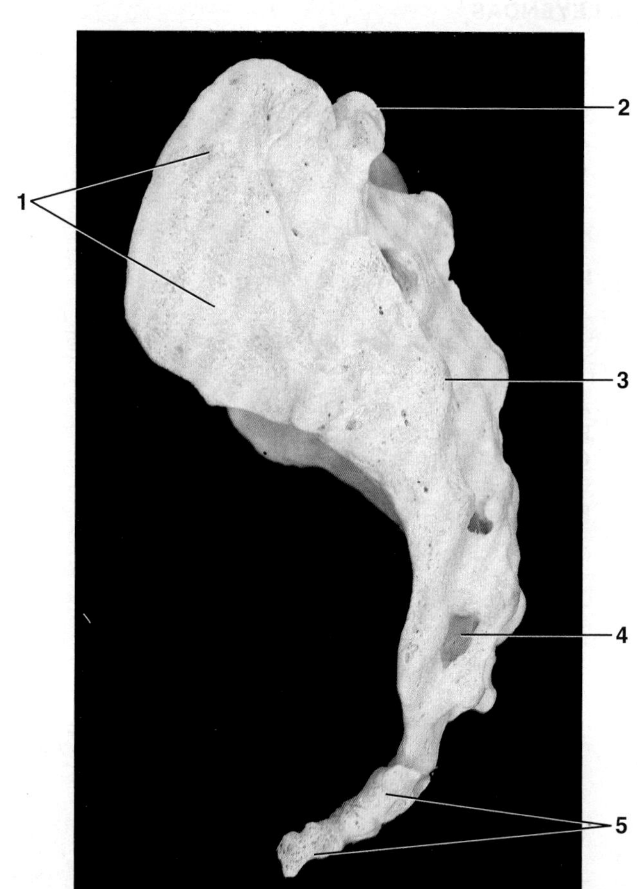

I. LEYENDAS

1. **Superficie auricular**
2. **Proceso articular superior del sacro**
3. **Cresta sacra lateral**
4. **Foramen sacro dorsal S4**
5. **Cóccix**

II. PREGUNTA

Un paciente de 56 años de edad se somete a ablación por radiofrecuencia en la rama posterior S4 para el dolor. Es probable que el dolor del paciente se presente en:

A. En la parte anterior del muslo
B. En la parte posterior del muslo
C. Superficial a la sínfisis del pubis
D. En la parte inferior de las nalgas
E. En el pene

La respuesta es D

Extremidad inferior 5.3

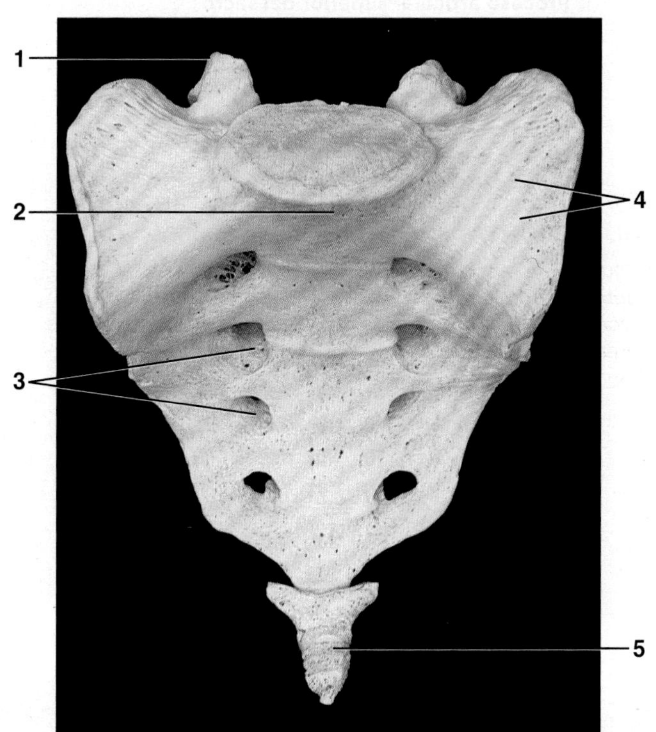

5.3

I. LEYENDAS

1. **Proceso articular superior del sacro**
2. **Promontorio del sacro**
3. **Forámenes sacros ventrales S2 a S3**
4. **Parte lateral del sacro (ala)**
5. **Cóccix**

II. PREGUNTA

Mujer de 51 años de edad con hernia posterior en el disco intervertebral lumbosacro. Por lo general, esta afección comprimiría de forma más directa. ¿Cuál de los siguientes nervios espinales?

A. L4
B. L5
C. S1
D. S2
E. S3

La respuesta es C

Extremidad inferior

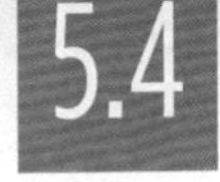

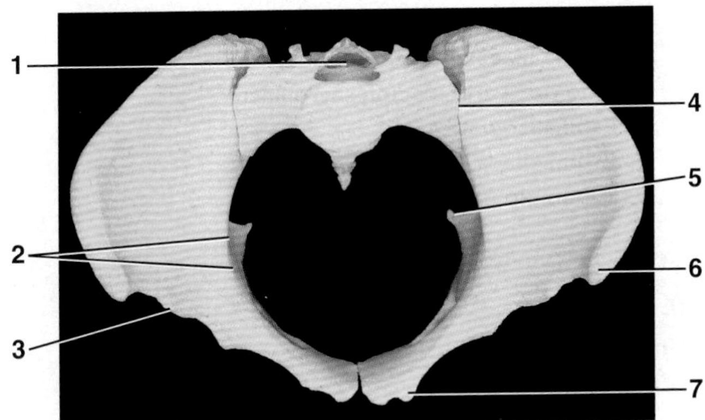

5.4

I. LEYENDAS

1. **Canal del sacro**
2. **Línea arqueada**
3. **Espina iliaca anterior inferior**
4. **Sitio de la articulación sacroiliaca**
5. **Espina isquiática**
6. **Espina iliaca anterior superior**
7. **Tubérculo púbico**

II. PREGUNTA

Un paciente de 37 años de edad tuvo una fractura por avulsión en la espina iliaca anterior inferior durante un accidente automovilístico. ¿Cuál es el músculo que podría estar más afectado?

A. Sartorio
B. Grácil
C. Tensor de la fascia lata
D. Obturador externo
E. Recto femoral

La respuesta es E

Extremidad inferior

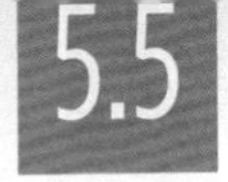

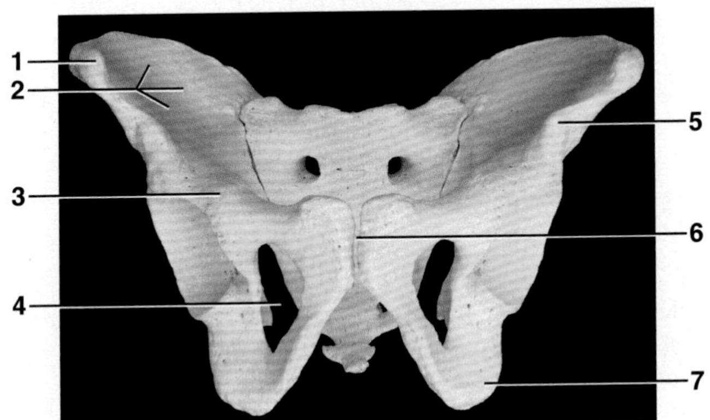

5.5

I. LEYENDAS

1. **Espina iliaca anterior superior**
2. **Fosa iliaca**
3. **Eminencia iliopúbica**
4. **Foramen obturador**
5. **Espina iliaca anterior inferior**
6. **Sínfisis del pubis**
7. **Tuberosidad isquiática**

II. PREGUNTA

Durante el parto, una estructura que pasa a través del foramen obturador a veces se comprime. Si esto sucede, ¿cuál de las siguientes opciones es la más probable?

A. Debilidad en la extensión del muslo
B. Debilidad en la aducción del muslo
C. Disminución de la sangre a los músculos glúteos
D. Disminución de la sangre a los músculos cuádriceps femoral
E. Disminución del flujo sanguíneo en el tracto iliotibial

La respuesta es B

Extremidad inferior 5.6

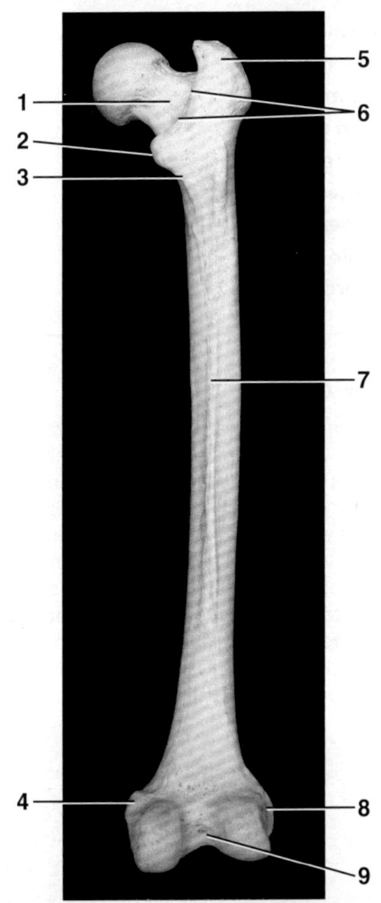

I. LEYENDAS

1. **Cuello femoral**
2. **Trocánter menor**
3. **Línea pectínea**
4. **Tubérculo aductor**
5. **Trocánter mayor**
6. **Cresta intertrocantérica**
7. **Línea áspera**
8. **Epicóndilo lateral**
9. **Fosa intercondílea**

II. ANATOMÍA CLÍNICA

En pacientes con osteoporosis, por lo general mujeres ancianas, el cuello del fémur es muy vulnerable a las fracturas. Esto puede provocar que el paciente caiga o se puede presentar como resultado de una caída. Debido a que la irrigación arterial a la cabeza del fémur corre a lo largo del cuello, las arterias a menudo se rompen durante una fractura de este tipo. Lo que puede producir necrosis avascular de la cabeza femoral. El tratamiento puede ser mediante el reemplazo de la cabeza femoral con una prótesis (cadera artificial), un procedimiento que se realizó por primera vez en Estados Unidos en la Clínica Mayo en 1969.

Extremidad inferior 5.7

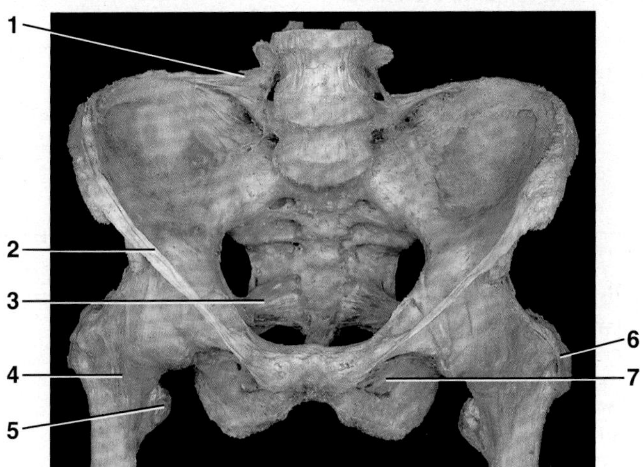

I. LEYENDAS

1. **Ligamento iliolumbar**
2. **Ligamento inguinal**
3. **Ligamento sacroiliaco**
4. **Ligamento iliofemoral**
5. **Trocánter menor**
6. **Trocánter mayor**
7. **Membrana obturatriz**

II. ANATOMÍA CLÍNICA

La meralgia parestésica es una condición relacionada con dolor o adormecimiento en la cara lateral del muslo, provocada por compresión del nervio cutáneo femoral lateral (nervio cutáneo lateral del muslo) en su trayecto a través del ligamento inguinal. Es posible que la compresión del nervio sea por aumento de peso, embarazo, inflamación, lesión y ropa ajustada. Al tratar la causa casi siempre se alivia el dolor, aunque en algunos casos, se requiere cirugía para descomprimir el nervio.

Extremidad inferior

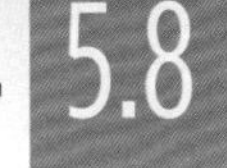

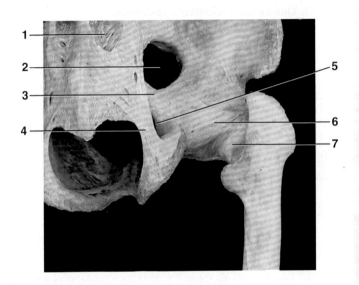

5.8

I. LEYENDAS

1. **Ligamentos sacroiliacos posteriores**
2. **Foramen isquiático mayor**
3. **Ligamento sacroespinoso**
4. **Ligamento sacrotuberoso**
5. **Foramen isquiático menor**
6. **Ligamento isquiofemoral**
7. **Ligamento pubofemoral**

II. PREGUNTA

La presencia de una masa en el foramen isquiático menor en un hombre podría provocar uno de los siguientes síntomas:

A. Pérdida de sensibilidad en las nalgas
B. Disminución del flujo sanguíneo al pene
C. Debilidad en la extensión del muslo
D. Debilidad en la rotación medial del muslo
E. Isquemia en los músculos de la región posterior del muslo (corva)

La respuesta es B

Extremidad inferior 5.9

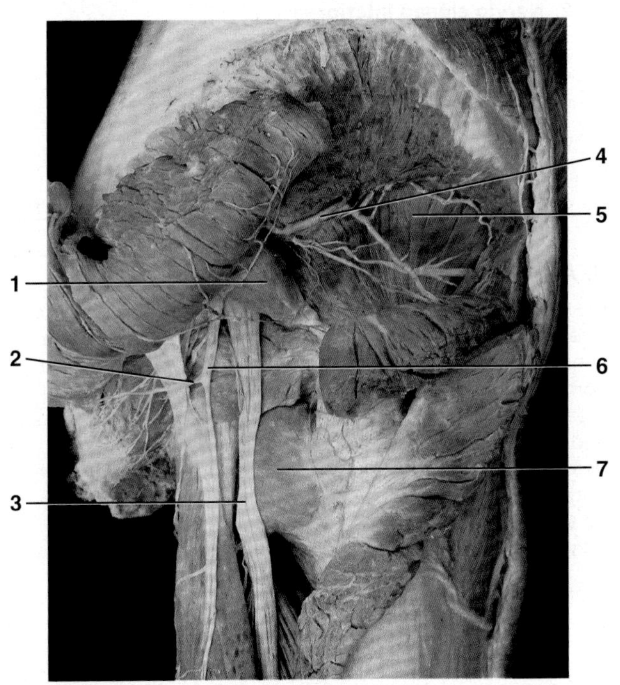

I. LEYENDAS

1. **Músculo piriforme**
2. **Nervio clúneo inferior**
3. **Nervio isquiático**
4. **Arteria glútea superior**
5. **Músculo glúteo menor**
6. **Nervio cutáneo femoral posterior**
7. **Músculo cuadrado femoral**

II. ANATOMÍA CLÍNICA

El síndrome piriforme es un trastorno neuromuscular que se presenta cuando el músculo piriforme comprime al nervio isquiático. El síndrome piriforme por lo general comienza con dolor, hormigueo o adormecimiento en el área de las nalgas. El dolor puede ser intenso e irradiarse a lo largo del nervio isquiático (ciática). La compresión del nervio a menudo se presenta después de permanecer durante largos periodos sentado como en el caso de un viaje prolongado en auto. El dolor también se puede relacionar con subir escaleras o correr.

Extremidad inferior 5.10

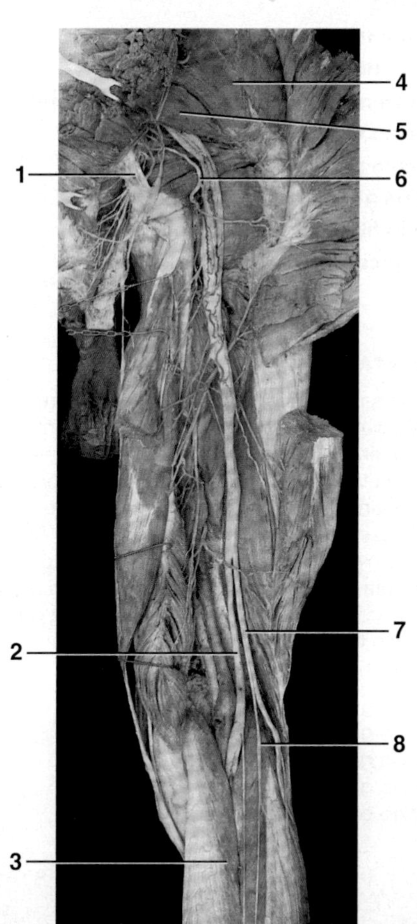

5.10

I. LEYENDAS

1. **Ligamento sacrotuberoso**
2. **Nervio tibial**
3. **Cabeza medial del músculo gastrocnemio**
4. **Músculo glúteo medio**
5. **Músculo piriforme**
6. **Arteria glútea inferior**
7. **Nervio fibular común (peroneo)**
8. **Nervio cutáneo sural lateral**

II. PREGUNTA

Mientras hacía renovaciones domésticas, una mujer de 42 años de edad cayó sobre el cristal de la ventana y sufrió una laceración profunda en la nalga izquierda. Después de la lesión, ella cojea porque la cadera derecha desciende cuando recarga el peso en el pie izquierdo (durante la fase de apoyo del lado izquierdo). Para compensar se inclina hacia la izquierda cuando da el paso con el pie derecho; esto se conoce como *marcha de Trendelenburg*. El médico de urgencias asume que hay daño al nervio que inerva el glúteo medio y menor. ¿Qué nervio se lesionó?

- **A.** Nervio glúteo inferior izquierdo
- **B.** Nervio glúteo inferior derecho
- **C.** Nervio glúteo superior izquierdo
- **D.** Nervio glúteo superior derecho
- **E.** Nervio obturador izquierdo

La respuesta es C

Extremidad inferior 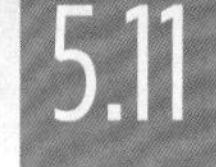

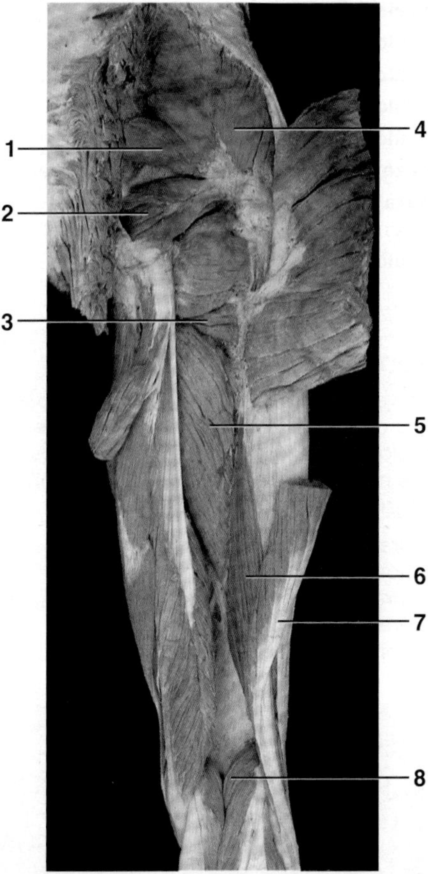

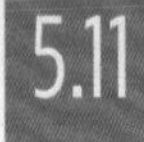

I. LEYENDAS

1. **Músculo piriforme**
2. **Músculo obturador interno**
3. **Músculo aductor menor**
4. **Músculo glúteo medio**
5. **Músculo aductor mayor** (porción aductora)
6. **Cabeza corta del músculo bíceps femoral**
7. **Cabeza larga del músculo bíceps femoral** (seccionado)
8. **Músculo plantar**

II. PREGUNTA

Un cirujano va a reparar una herida del músculo aductor mayor y le pide al anestesiólogo que se asegure de eliminar cualquier actividad en todos los nervios que inervan este músculo. ¿Cuál de los siguientes músculos se debe anestesiar?

A. Obturador y femoral
B. Porción femoral y tibial del isquiático
C. Femoral y pudendo
D. Obturador y porción tibial del isquiático
E. Porción tibial del isquiático y safeno

La respuesta es D

Extremidad inferior 5.12

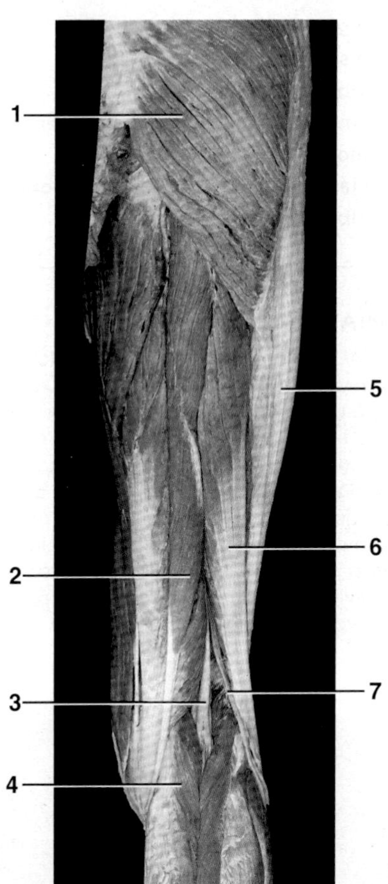

I. LEYENDAS

1. **Músculo glúteo mayor**
2. **Músculo semitendinoso**
3. **Nervio tibial**
4. **Cabeza medial del músculo gastrocnemio**
5. **Tracto iliotibial**
6. **Cabeza larga del músculo bíceps femoral**
7. **Nervio fibular común (peroneo)**

II. ANATOMÍA CLÍNICA

El nervio fibular común (peroneo) es el nervio que se lesiona con mayor frecuencia en el cuerpo. Conforme rodea el cuello de la fíbula, su ubicación es subcutánea y vulnerable a la lesión. Después de una grave compresión del nervio fibular común, el paciente presenta caída del pie porque todos los músculos dorsiflexores del pie se paralizan. Cuando el paciente camina, el pie golpea el piso con un sonido definido de "clop". El paciente debe levantar más el pie durante la fase de balanceo de la marcha para evitar que los pies arrastren en el piso. Este patrón distintivo de marcha se conoce como *marcha equina*.

Extremidad inferior

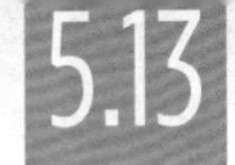

1
2
3
4
5
6
7
8
9

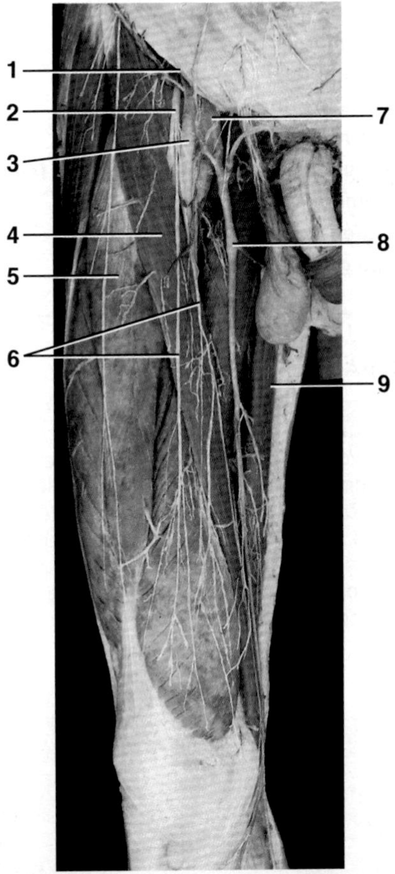

I. LEYENDAS

1. **Ligamento inguinal**
2. **Nervio femoral**
3. **Arteria femoral**
4. **Músculo sartorio**
5. **Músculo recto femoral**
6. **Ramas cutáneas anteriores del nervio femoral**
7. **Vena femoral**
8. **Vena safena magna**
9. **Músculo grácil**

II. ANATOMÍA CLÍNICA

Las venas varicosas son venas subcutáneas torcidas, agrandadas, que son resultado de una insuficiencia de sus valvas. La vena safena magna resulta afectada con mucha frecuencia por esta afección, que es desfigurante y algunas veces dolorosa. De manera sorprendente, al retirar u ocluir la vena safena magna por medio de un proceso de ablación con láser, no se provoca ningún proceso patológico y por lo general alivia el problema ya que la sangre encuentra otras vías para regresar al corazón.

Extremidad inferior

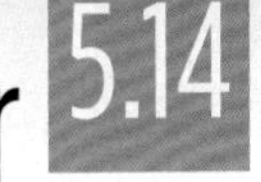

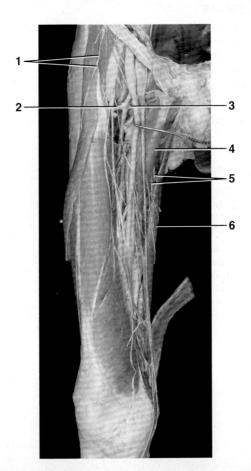

1
2
3
4
5
6

5.14

I. LEYENDAS

1. **Nervio cutáneo femoral lateral (nervio cutáneo lateral del muslo)**
2. **Arteria circunfleja femoral lateral**
3. **Arteria circunfleja femoral medial**
4. **Músculo aductor largo**
5. **Arteria obturatriz y nervio obturador**
6. **Músculo grácil**

II. PREGUNTA

Después de una fractura del cuello del fémur en una mujer anciana, la preocupación es por la necrosis avascular de la cabeza femoral. ¿Cuál arteria irriga la cabeza femoral y si se lesiona provoca necrosis avascular?

A. Circunfleja femoral medial
B. Obturatriz
C. Circunfleja iliaca profunda
D. Circunfleja iliaca superficial
E. Pudenda interna

La respuesta es A

Extremidad inferior

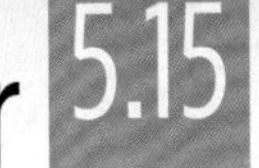

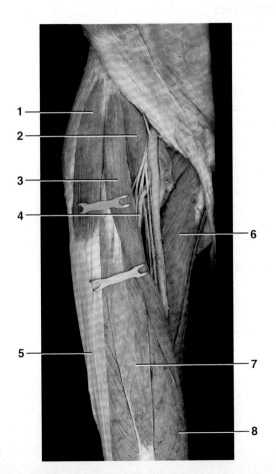

1
2
3
4
6
5
7
8

5.15

I. LEYENDAS

1. **Músculo tensor de la fascia lata**
2. **Músculo iliopsoas**
3. **Músculo sartorio**
4. **Arteria circunfleja femoral lateral**
5. **Tracto iliotibial**
6. **Músculo aductor largo**
7. **Músculo recto femoral**
8. **Músculo vasto medial**

II. PREGUNTA

Un paciente de 53 años de edad está muy inestable porque presenta falta de tensión del tracto iliotibial. ¿Cuáles son los dos músculos que pueden tensar esta estructura?

A. Glúteo medio y menor
B. Glúteo mayor y medio
C. Glúteo mayor y tensor de la fascia lata
D. Tensor de la fascia lata y recto femoral
E. Tensor de la fascia lata y glúteo medio

La respuesta es C

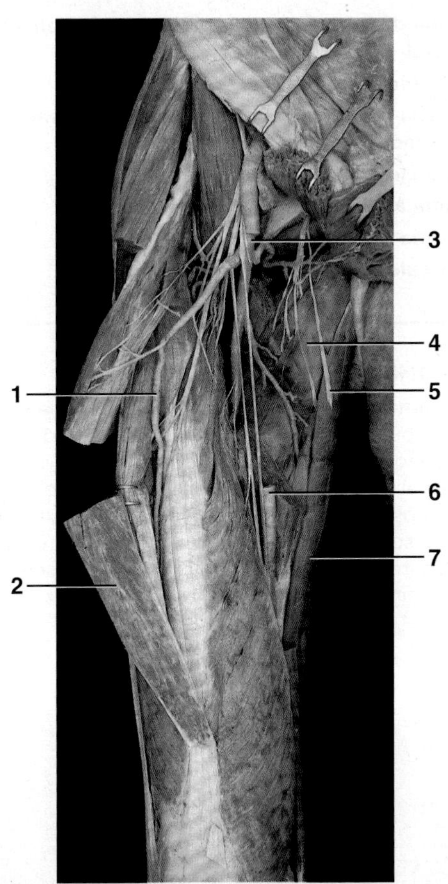
1
2
3
4
5
6
7

I. LEYENDAS

1. **Rama descendente de la arteria circunfleja femoral lateral**
2. **Músculo recto femoral** (seccionado)
3. **Arteria profunda del muslo (arteria femoral profunda)**
4. **Músculo aductor corto**
5. **Rama anterior del nervio obturador**
6. **Arteria femoral** (seccionado)
7. **Músculo grácil**

II. ANATOMÍA CLÍNICA

La arteria femoral es la continuación de la arteria iliaca externa después de que cruza en la profundidad del ligamento inguinal. Se localiza entre el nervio y la vena femoral en el triángulo femoral y desciende en el canal aductor (subsartorial o de Hunter) antes de pasar por el hiato del aductor, punto en el cual se convierte en la arteria poplítea. La arteria femoral irriga los músculos de la parte anterior del muslo.

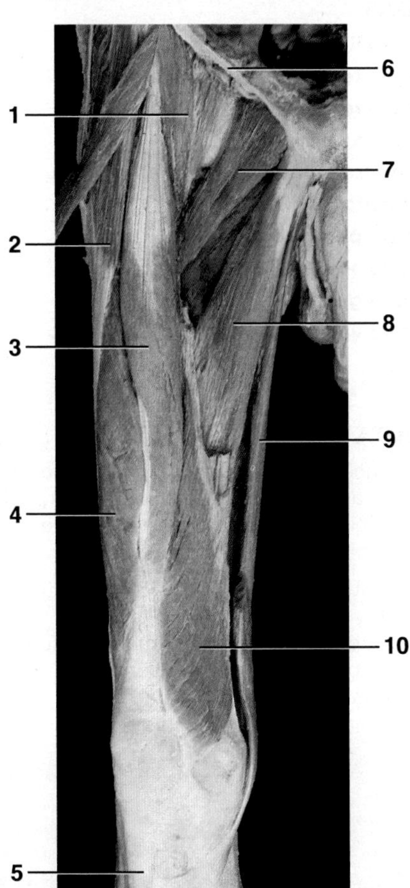

1
2
3
4
5
6
7
8
9
10

I. LEYENDAS

1. **Músculo iliopsoas**
2. **Músculo tensor de la fascia lata**
3. **Músculo recto femoral**
4. **Músculo vasto lateral**
5. **Ligamento patelar**
6. **Ligamento inguinal**
7. **Músculo pectíneo**
8. **Músculo aductor largo**
9. **Músculo grácil**
10. **Músculo vasto medial**

II. PREGUNTA

El músculo grácil se utiliza con frecuencia en la cirugía reconstructiva de una parte lesionada del cuerpo. El colgajo libre incluye segmentos del nervio y de la arteria principal que irriga a este músculo. Estos son:

A. Nervio obturador y arteria circunfleja femoral medial
B. Nervio obturador y arteria femoral profunda
C. Nervio obturador y arteria obturatriz
D. Nervio safeno y arteria obturatriz
E. Nervio femoral y arteria obturatriz

La respuesta es C

Extremidad inferior

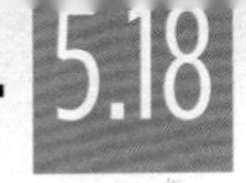

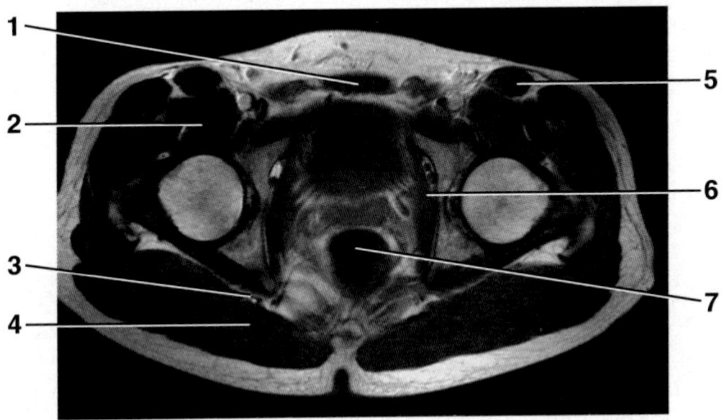

I. LEYENDAS

1. **Músculo piramidal**
2. **Músculo iliopsoas**
3. **Nervio isquiático** y arteria acompañante
4. **Músculo glúteo mayor**
5. **Músculo sartorio**
6. **Músculo obturador interno**
7. **Recto**

II. PREGUNTA

El paciente con tuberculosis se presenta con una masa inmediatamente por debajo del ligamento inguinal. Hay dolor al extender el muslo. Como parte del diagnóstico diferencial, ¿en cuál de los siguientes músculos que se insertan en el trocánter menor del fémur se incluiría un absceso?

A. Sartorio
B. Iliopsoas
C. Glúteo mayor
D. Obturador externo
E. Recto femoral

La respuesta es B

Extremidad inferior

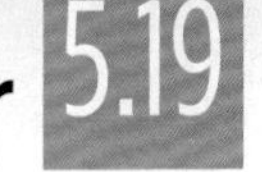

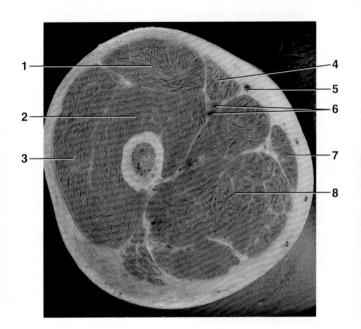

1
2
3
4
5
6
7
8

5.19

I. LEYENDAS

1. **Músculo recto femoral**
2. **Músculo vasto intermedio**
3. **Músculo vasto lateral**
4. **Músculo sartorio**
5. **Vena safena magna**
6. **Arteria y vena femoral**
7. **Músculo grácil**
8. **Músculo aductor mayor**

II. PREGUNTA

Un niño de 9 años de edad con parálisis cerebral tiene espasticidad en el músculo aductor mayor y el cirujano va a trasplantar su inserción más distal en una ubicación más proximal para reducir la espasticidad del niño. La inserción distal normal del músculo es en el tubérculo aductor, el cual está ubicado en:

- **A.** Tibia proximal
- **B.** Fíbula proximal
- **C.** Fémur lateral medial
- **D.** Fémur medial distal
- **E.** Fémur lateral distal

La respuesta es D

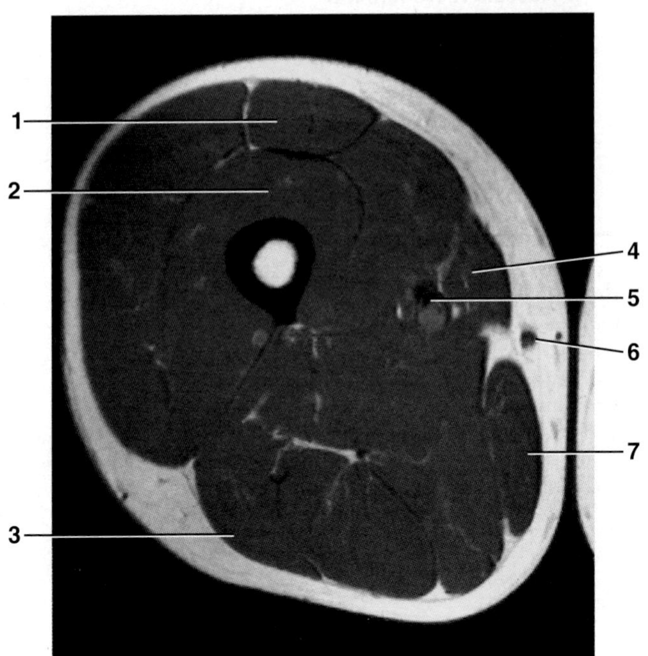
1
2
3
4
5
6
7

5.20

I. LEYENDAS

1. **Músculo recto femoral**
2. **Músculo vasto intermedio**
3. **Músculo bíceps femoral**
4. **Músculo sartorio**
5. **Arteria y vena femoral**
6. **Vena safena magna**
7. **Músculo grácil**

II. ANATOMÍA CLÍNICA

La acción del músculo sartorio se requiere para sentarse con las piernas cruzadas como lo hacían los sastres de manera histórica. El músculo se flexiona y rota lateralmente el muslo y flexiona la pierna. Se inserta en la diáfisis medial proximal de la tibia como parte de la "pata de ganso" junto con el grácil y el semitendinoso. El músculo sartorio es inervado por el nervio femoral.

Extremidad inferior 5.21

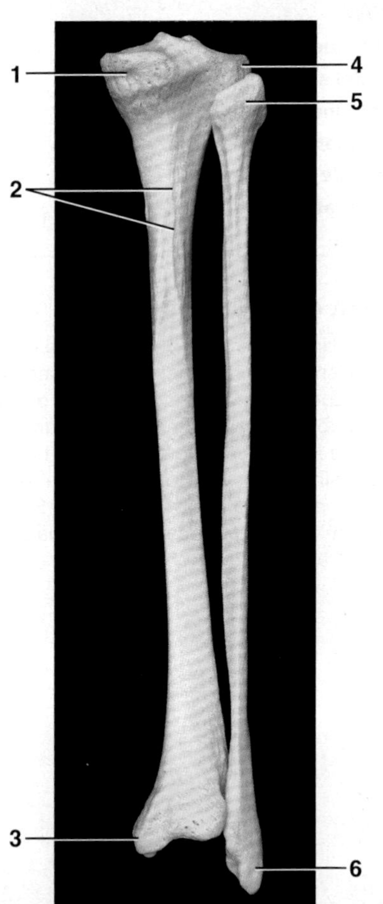

I. LEYENDAS

1. **Cóndilo medial de la tibia**
2. **Línea del sóleo**
3. **Maléolo medial**
4. **Cóndilo lateral de la tibia**
5. **Cabeza de la fíbula**
6. **Maléolo lateral**

II. ANATOMÍA CLÍNICA

La articulación distal entre la fíbula y la tibia es una de las pocas sindesmosis (articulaciones fibrosas, distintas a las articulaciones sinoviales) en el cuerpo humano. La sindesmosis tibiofibular ayuda a mantener una adecuada alineación entre los extremos distales de la tibia y la fíbula. La lesión de la sindesmosis tibiofibular distal se conoce como *lesión de la parte superior del tobillo*. Si no se trata, esta lesión puede provocar inestabilidad de toda la articulación del tobillo.

Extremidad inferior 5.22

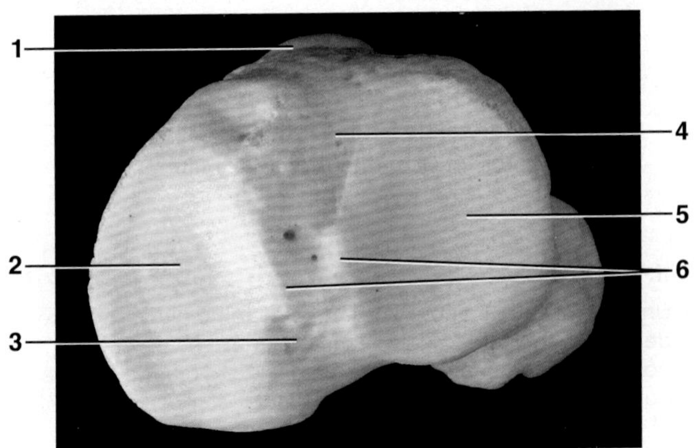

5.22

I. LEYENDAS

1. **Tuberosidad tibial**
2. **Cóndilo medial de la tibia**
3. **Área intercondílea posterior**
4. **Área intercondílea anterior**
5. **Cóndilo lateral de la tibia**
6. **Tubérculos intercondíleos medial y lateral**

II. PREGUNTA

Un paciente de 15 años de edad ha recibido el diagnóstico de enfermedad de Osgood-Schlatter, que se caracteriza por inflamación del ligamento patelar. Este diagnóstico se puede confirmar por radiografía cuando se observa:

- **A.** Tuberosidad tibial
- **B.** Cóndilo medial de la tibia
- **C.** Cóndilo lateral de la tibia
- **D.** Tubérculo intercondíleo medial
- **E.** Tubérculo intercondíleo lateral

La respuesta es A

Extremidad inferior

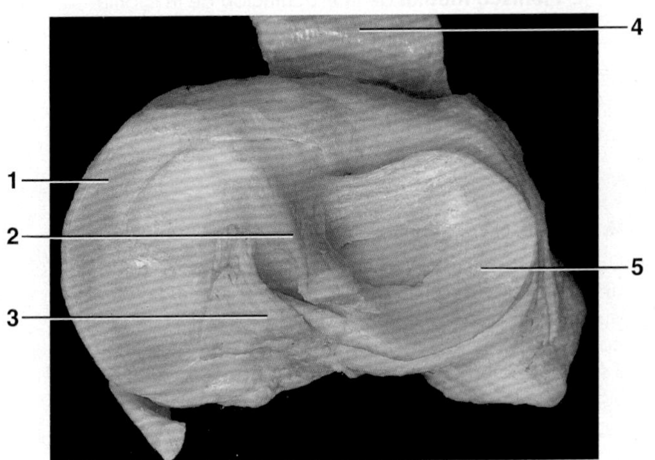

5.23

I. LEYENDAS

1. **Menisco medial** de la articulación de la rodilla
2. **Ligamento cruzado anterior**
3. **Ligamento cruzado posterior**
4. **Tendón patelar**
5. **Menisco lateral** de la articulación de la rodilla

II. PREGUNTA

Un jugador de fútbol americano de 21 años de edad sufrió una lesión en la rodilla durante una tacleada. Se observa que hay un desplazamiento anterior excesivo de la tibia con relación al fémur (signo del cajón anterior positivo). Esto probablemente indica un desgarro, ¿en cuál de las siguientes estructuras?

A. Ligamento cruzado anterior
B. Ligamento cruzado posterior
C. Ligamento colateral lateral
D. Tendón patelar
E. Menisco lateral

La respuesta es A

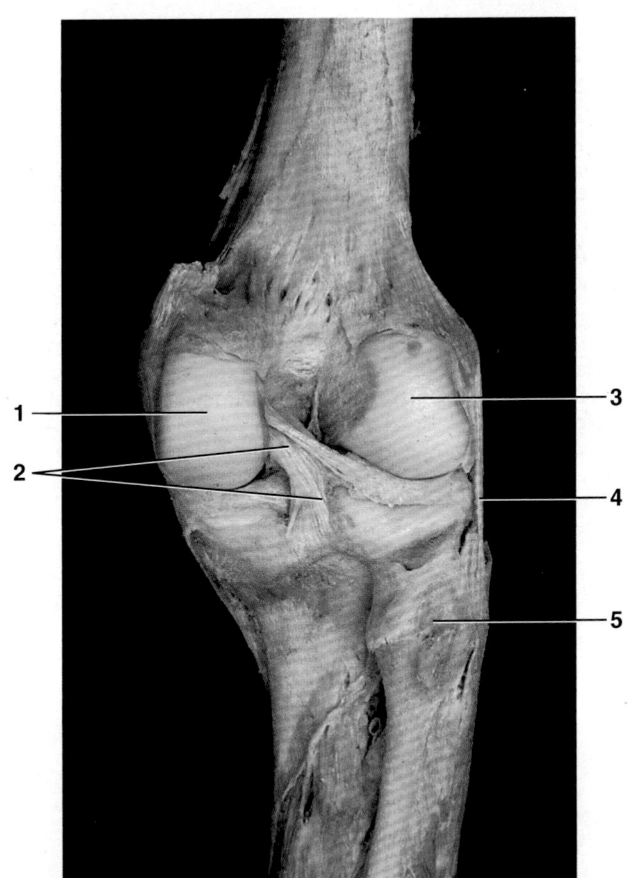
1
2
3
4
5

I. LEYENDAS

1. **Cóndilo medial del fémur**
2. **Ligamento cruzado posterior**
3. **Cóndilo lateral del fémur**
4. **Ligamento colateral lateral (fibular)**
5. **Cabeza de la fíbula**

II. ANATOMÍA CLÍNICA

Los ligamentos colaterales medial y lateral se tensan cuando se extiende la rodilla, con ello se da estabilidad a la articulación de la rodilla al estar de pie. El ligamento colateral lateral (fibular) es más delgado y más redondo que el ligamento colateral medial y se extiende desde el epicóndilo lateral del fémur hasta la cabeza de la tibia. A diferencia del ligamento colateral medial, no está unido a la cápsula articular o al menisco del mismo lado. Debido a esto, el ligamento colateral lateral es menos susceptible a la lesión que el colateral medial.

Extremidad inferior 5.25

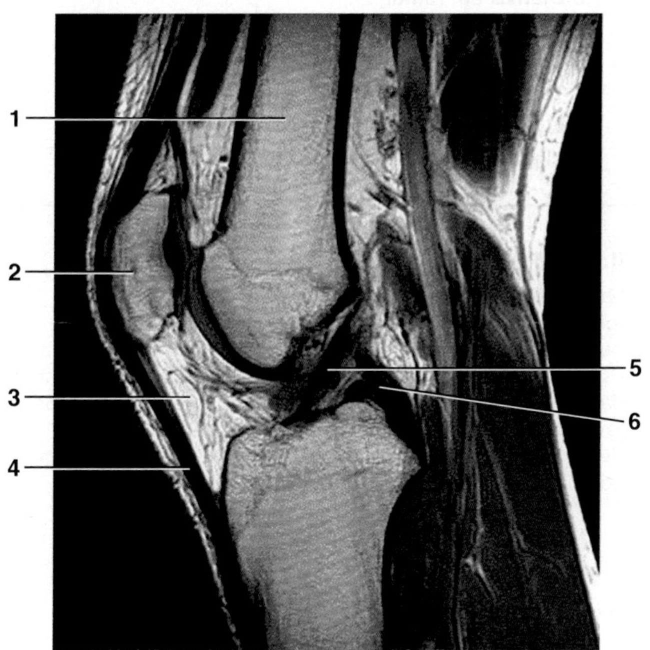

I. LEYENDAS

1. **Diáfisis del fémur**
2. **Patela**
3. **Cuerpo adiposo infrapatelar**
4. **Tendón patelar**
5. **Ligamento cruzado anterior**
6. **Ligamento cruzado posterior**

II. ANATOMÍA CLÍNICA

La condromalacia rotuliana es una condición dolorosa relacionada con inflamación de la superficie interna de la patela y ablandamiento del cartílago ubicado en esa zona. Esta afección se conoce también como *síndrome doloroso patelofemoral*. La condición es más común entre personas jóvenes que están involucradas en forma activa en el deporte, pero también puede afectar a personas de mayor edad que tienen sobreesfuerzo en sus rodillas.

Extremidad inferior

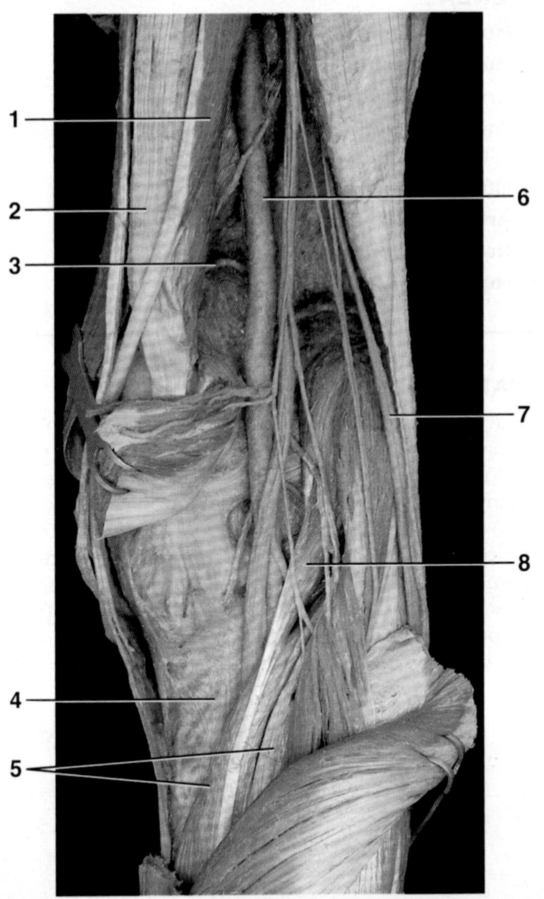

5.26

I. LEYENDAS

1. **Músculo semitendinoso**
2. **Músculo semimembranoso**
3. **Arteria superior medial de la rodilla**
4. **Fascia profunda** que cubre la inserción poplítea de la tibia
5. **Músculo sóleo**
6. **Arteria poplítea**
7. **Nervio fibular común (peroneo)**
8. **Músculo plantar**

II. ANATOMÍA CLÍNICA

El músculo plantar es uno delgado que se origina en la línea supracondilar lateral del fémur; se convierte en un tendón delgado que desciende entre los músculos gastrocnemio y sóleo para unirse al tendón calcáneo (de Aquiles) o al extremo medial del tubérculo del calcáneo. El tendón plantar se puede tomar para injertos de tendón en otras áreas del cuerpo y es susceptible a lesión durante las actividades que incluyen la dorsiflexión forzada del tobillo con la rodilla extendida. La rotura del tendón plantar algunas veces se conoce como *pierna de tenista*.

Extremidad inferior 5.27

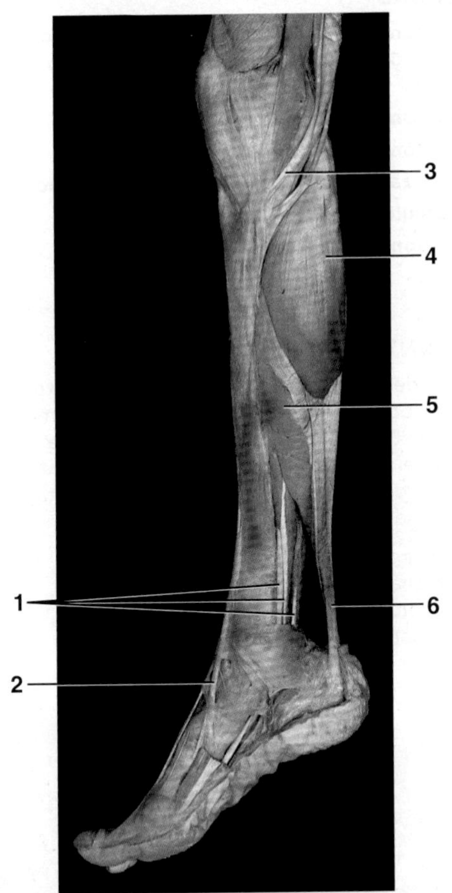

5.27

I. LEYENDAS

1. **Tendones del tibial posterior, flexor largo de los dedos del pie y flexor largo del dedo gordo** (desde el plano anterior al posterior)
2. **Tendón del músculo tibial anterior**
3. **Tendón del músculo grácil**
4. **Cabeza medial del músculo gastrocnemio**
5. **Músculo sóleo**
6. **Tendón calcáneo o de Aquiles**

II. PREGUNTA

Una mujer de 37 años de edad tuvo un accidente automovilístico en el cual sufrió una lesión traumática en la rodilla. En la exploración, parece tener una sección completa del nervio tibial. ¿Cuál de los siguientes músculos todavía podría dar cierta flexión plantar del tobillo a pesar de esta lesión?

A. Tibial posterior
B. Tibial anterior
C. Flexor largo de los dedos del pie
D. Fibular corto (peroneo)
E. Flexor largo del dedo gordo

La respuesta es D

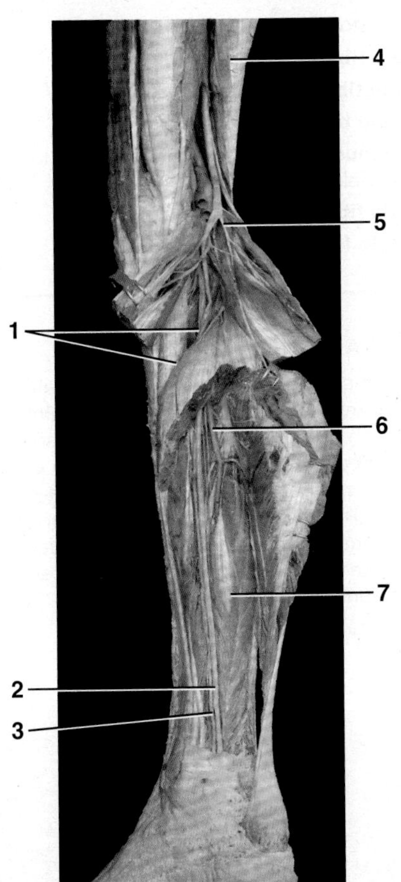
4
5
1
6
7
2
3

I. LEYENDAS

1. **Arco tendinoso del músculo sóleo**
2. **Nervio tibial**
3. **Arteria tibial posterior**
4. **Músculo bíceps femoral**
5. **Rama muscular del nervio tibial** hacia la cabeza lateral del músculo gastrocnemio
6. **Arteria fibular (peronea)**
7. **Músculo flexor largo del dedo gordo**

II. ANATOMÍA CLÍNICA

El gastrocnemio surge de los cóndilos femorales así que aunque es un músculo flexor plantar principalmente del tobillo, también puede flexionar la rodilla. El sóleo se origina en la fíbula y de la tibia y por lo tanto es sólo un músculo flexor plantar del tobillo. Ambos son inervados por el nervio tibial y se insertan en el calcáneo por medio del tendón calcáneo (de Aquiles). El sóleo puede aislarse funcionalmente para exploración física al hacer que el paciente flexione por completo la rodilla.

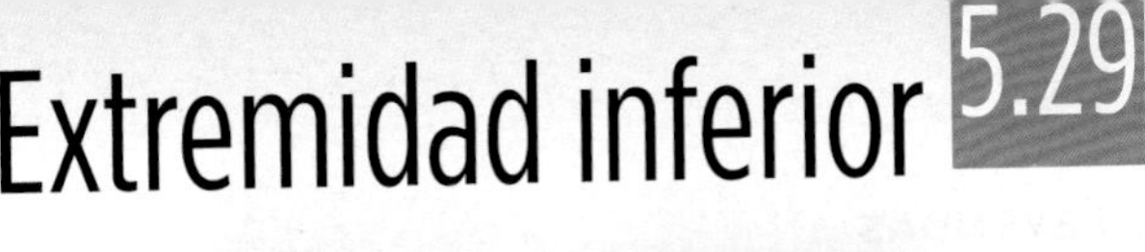

6
1
2
7
3
4
5
8

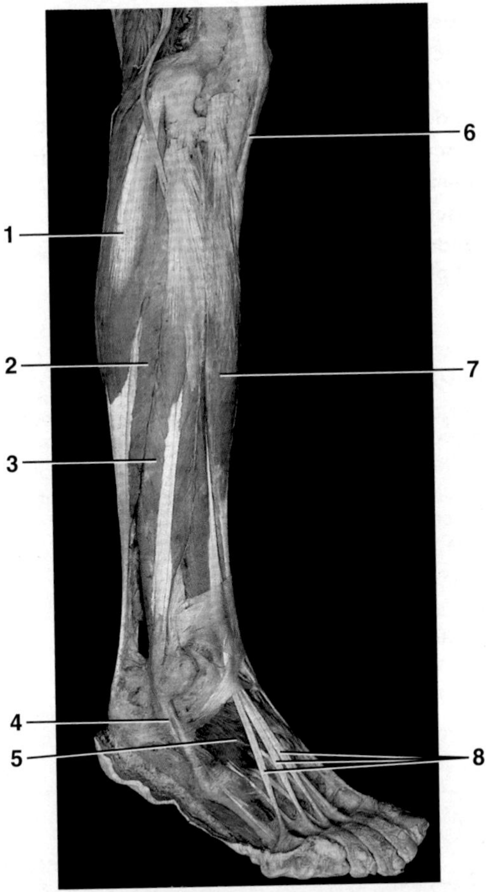

I. LEYENDAS

1. **Cabeza lateral del músculo gastrocnemio**
2. **Músculo sóleo**
3. **Músculo fibular (peroneo) corto**
4. **Tendón del músculo fibular (peroneo) largo**
5. **Músculo extensor corto de los dedos del pie**
6. **Ligamento patelar**
7. **Músculo tibial anterior**
8. **Tendones del músculo extensor largo de los dedos del pie**

II. PREGUNTA

Una mujer de 67 años de edad tuvo una fractura por avulsión de la tuberosidad del quinto metatarsiano (fractura del bailarín) cuando invirtió de manera forzada el pie al bajar unos escalones. ¿Cuál de los siguientes músculos se inserta en la tuberosidad del quinto metatarsiano?

A. Fibular largo
B. Fibular corto
C. Fibular tercero
D. Tibial anterior
E. Tibial posterior

La respuesta es B

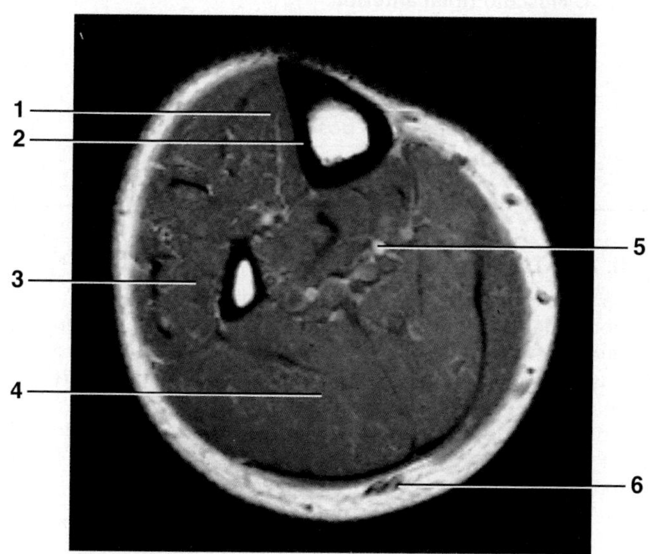

1
2
3
4
5
6

5.30

I. LEYENDAS

1. **Músculo tibial anterior**
2. **Tibia**
3. **Músculos fibular (peroneo) largo y corto**
4. **Músculo sóleo**
5. **Arteria y vena tibial posterior y nervio tibial**
6. **Vena safena parva (menor) y nervio sural**

II. ANATOMÍA CLÍNICA

La vena safena parva (menor) surge del arco venoso dorsal del pie y pasa por atrás del maléolo lateral, en tanto que la vena safena magna surge del lado medial del arco y pasa por adelante del maléolo medial. Dado que siempre se puede encontrar ahí, la vena safena magna en este sitio se puede utilizar para aplicar inyecciones IV cuando no están disponibles las venas que se usan con mayor frecuencia, como la vena mediana ulnar.

Extremidad inferior

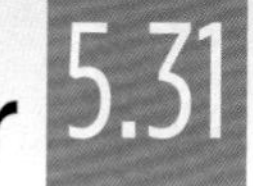

6

1

2

3

4

7

5

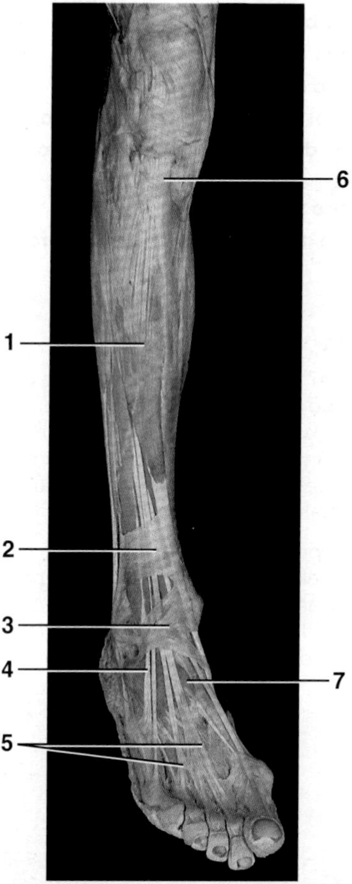

5.31

I. LEYENDAS

1. **Músculo tibial anterior**
2. **Retináculo extensor superior**
3. **Retináculo extensor inferior**
4. **Tendón del músculo fibular (peroneo) tercero**
5. **Tendones del músculo extensor largo de los dedos del pie**
6. **Ligamento patelar**
7. **Músculo extensor corto del dedo gordo**

II. PREGUNTA

Un hombre de 47 años de edad se presenta con dolor intenso a lo largo de la cara medial de la parte anterior de la pierna. El paciente tiene sobrepeso y recientemente comenzó a caminar varios kilómetros al día después de ser sedentario por varios años. ¿Cuál de las siguientes es la causa más probable de su dolor?

A. Fractura por esfuerzo de la fíbula
B. Dolor en el borde interno de la tibia por tendinitis del tibial anterior
C. Dolor en el borde interno de la tibia relacionado con tendinitis del fibular (peroneo) largo
D. Enfermedad de Osgood-Schlatter
E. Atrapamiento del nervio tibial

La respuesta es B

Extremidad inferior 5.32

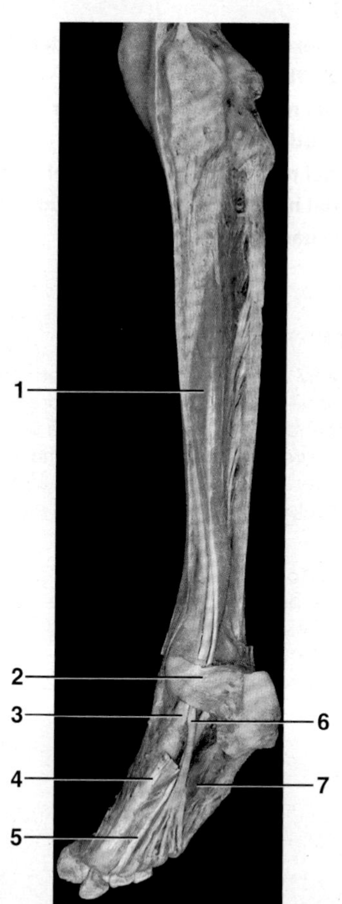

5.32

I. LEYENDAS

1. **Músculo flexor largo de los dedos del pie**
2. **Retináculo flexor**
3. **Tendón del músculo tibial posterior**
4. **Músculo abductor del dedo gordo**
5. **Tendón del músculo flexor largo del dedo gordo**
6. **Tendón del músculo flexor largo de los dedos del pie**
7. **Músculo cuadrado plantar**

II. PREGUNTA

Un paciente de 53 años de edad se presenta con molestias al realizar movimientos del pie. En la exploración, se observa que cuando flexiona los dedos 2 a 5, al parecer se flexionan en forma oblicua en lugar de hacerlo en forma normal (paralelo al eje largo el pie). ¿En cuál de los siguientes músculos una lesión provocaría esta flexión anormal?

A. Flexor corto de los dedos del pie
B. Extensor corto de los dedos del pie
C. Lumbricales de todos los dedos
D. Cuadrado plantar
E. Fibular (peroneo) largo

La respuesta es D

Extremidad inferior 5.33

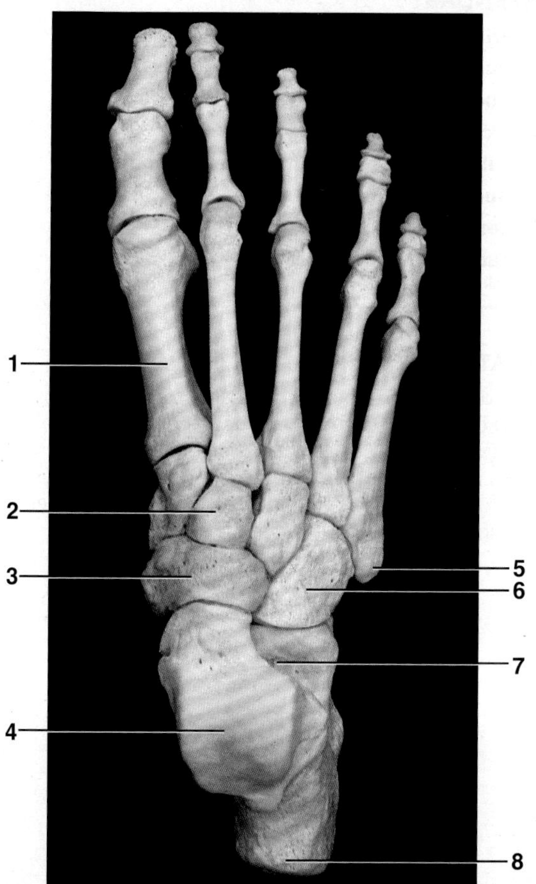

I. LEYENDAS

1. **Primer hueso metatarsiano**
2. **Hueso cuneiforme intermedio**
3. **Hueso navicular**
4. **Tróclea del talus**
5. **Tuberosidad del quinto metatarsiano**
6. **Hueso cuboides**
7. **Seno del tarso**
8. **Tuberosidad del calcáneo**

II. ANATOMÍA CLÍNICA

El seno del tarso es un orificio o canal formado por el surco del talus y el surco interóseo del calcáneo; el ligamento interóseo talocalcáneo se encuentra dentro del seno. Es posible que un paciente sienta dolor en el área del seno (síndrome del seno del tarso), que por lo general se relaciona con un esguince lateral del tobillo.

Extremidad inferior 5.34

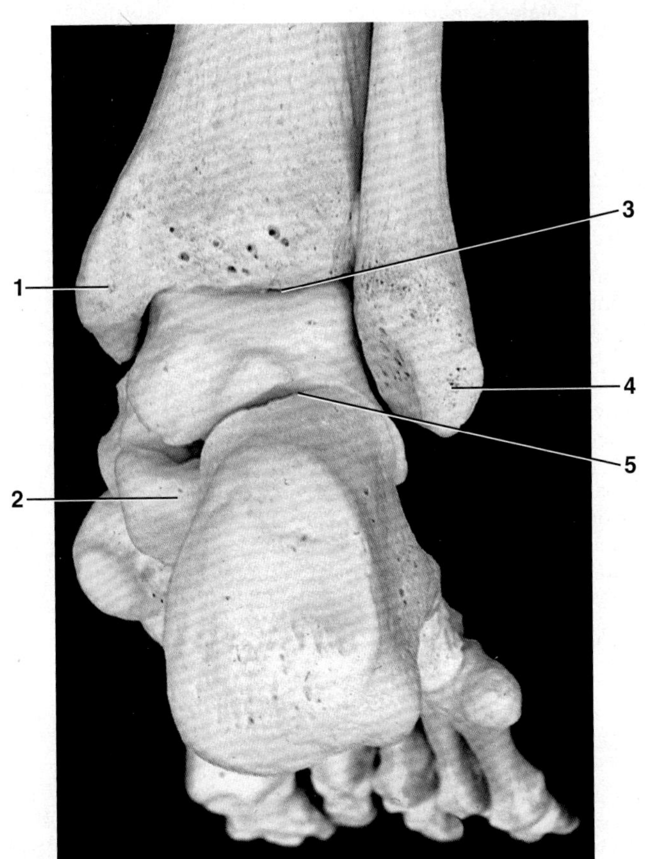

I. LEYENDAS

1. **Maléolo medial**
2. **Sustentáculo tali**
3. **Posición de la articulación del tobillo**
4. **Maléolo lateral**
5. **Posición de la articulación subtalar**

II. ANATOMÍA CLÍNICA

La articulación subtalar es una articulación compleja entre el calcáneo y el talus. También se conoce como la *articulación talocalcánea*. En realidad son tres articulaciones separadas entre el talus y el calcáneo. Los movimientos que se presentan en esta articulación son inversión y eversión, y pronación y supinación. Cuando se gira la parte superior del cuerpo al estar de pie y se mira por arriba del hombro, las articulaciones subtalares de los pies se mueven con el resto del cuerpo. Si se observa por arriba del hombro izquierdo, el pie izquierdo se coloca en posición supina en tanto que el derecho prona. La inestabilidad de la articulación subtalar se presenta después de una lesión grave del tobillo.

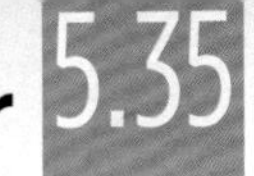

1
4
5
2
6
3

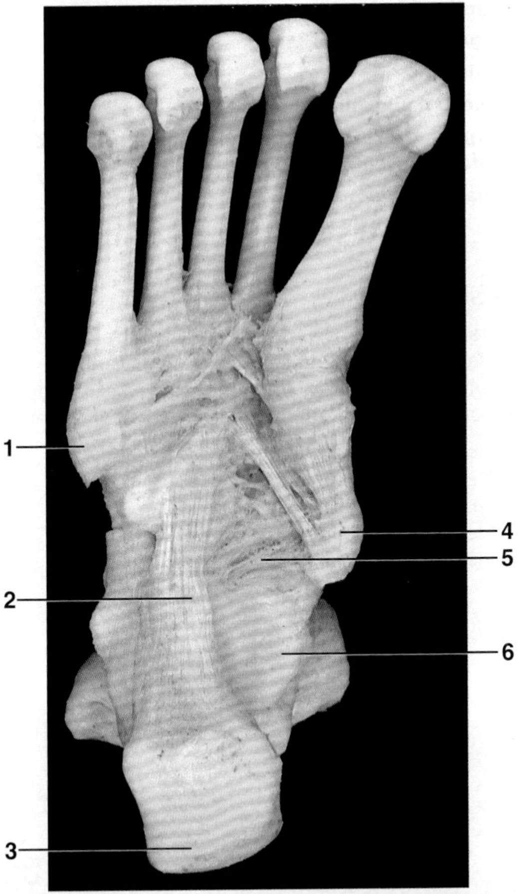

5.55

I. LEYENDAS

1. **Tuberosidad del quinto metatarsiano**
2. **Ligamento plantar largo**
3. **Calcáneo**
4. **Hueso navicular**
5. **Ligamento calcaneonavicular plantar (ligamento calcaneoescafoideo plantar)**
6. ***Sustentaculum tali***

II. PREGUNTA

Una mujer de 27 años de edad se queja de dolor en el pie relacionado con un esguince del ligamento calcaneonavicular plantar. ¿Qué músculo es el responsable de dar soporte a la superficie inferior de este ligamento?

A. Tibial posterior
B. Fibular (peroneo) largo
C. Fibular (peroneo) corto
D. Flexor largo del dedo gordo
E. Flexor corto del dedo gordo

La respuesta es A

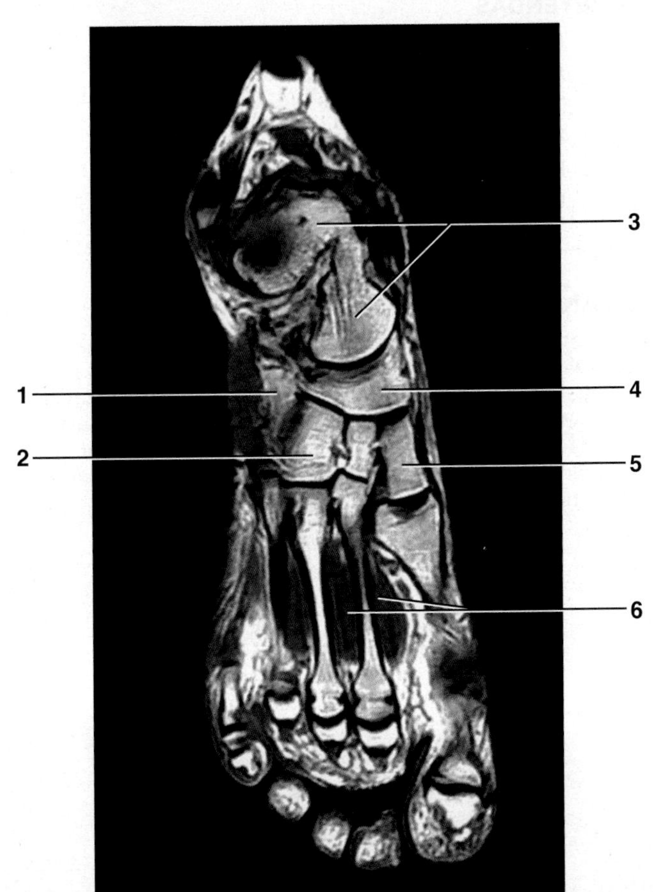
1
2
3
4
5
6

I. LEYENDAS

1. **Hueso cuboides**
2. **Hueso cuneiforme lateral**
3. **Talus**
4. **Hueso navicular**
5. **Hueso cuneiforme medial**
6. **Músculos interóseos dorsales**

II. ANATOMÍA CLÍNICA

Los cinco huesos del tarso que componen el mesopié son el navicular; cuboides; y los huesos cuneiformes medial, intermedio y lateral. La articulación mediotarsal es funcional más que una articulación anatómica que consta de las articulaciones calcaneocuboidea y talonavicular, que actúan juntas con la articulación subtalar cuando el pie es invertido y evertido.

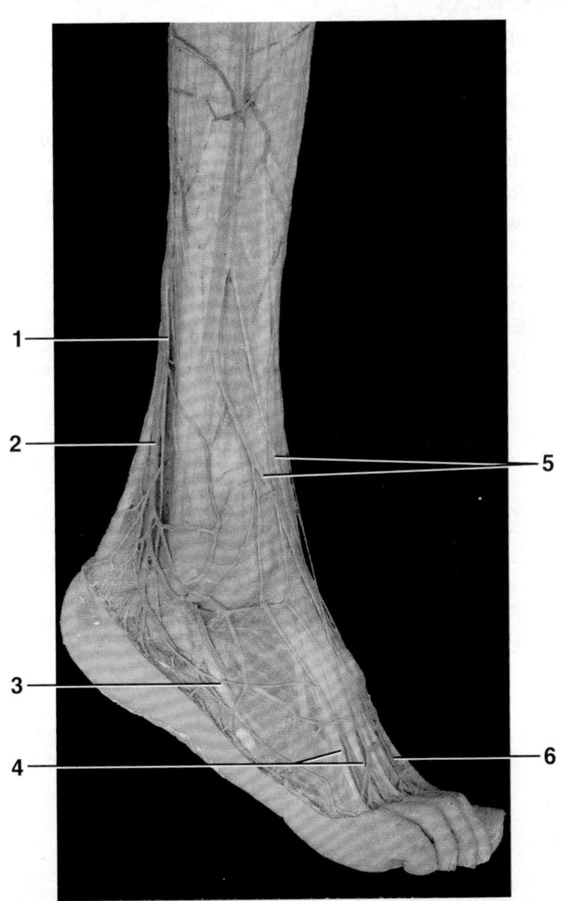
1
2
5
3
4
6

5.37

I. LEYENDAS

1. **Nervio sural**
2. **Vena safena parva (menor)**
3. **Tendón del músculo fibular (peroneo) corto**
4. **Tendones del músculo extensor largo de los dedos del pie**
5. **Ramas del nervio fibular (peroneo) superficial**
6. **Nervio fibular (peroneo) profundo**

II. PREGUNTA

Un paciente tiene una lesión de la parte lateral superior de la pierna y se desea probar la integridad del nervio fibular (peroneo) profundo. Lo que se debe hacer es:

A. Probar la sensibilidad a lo largo de la cara lateral de la pierna
B. Probar la sensibilidad a lo largo del quinto metatarsiano
C. Probar la sensibilidad en el espacio entre el primer y segundo dedos
D. Probar la actividad en el fibular (peroneo) largo
E. Probar la actividad del fibular (peroneo) corto

La respuesta es C

Extremidad inferior 5.38

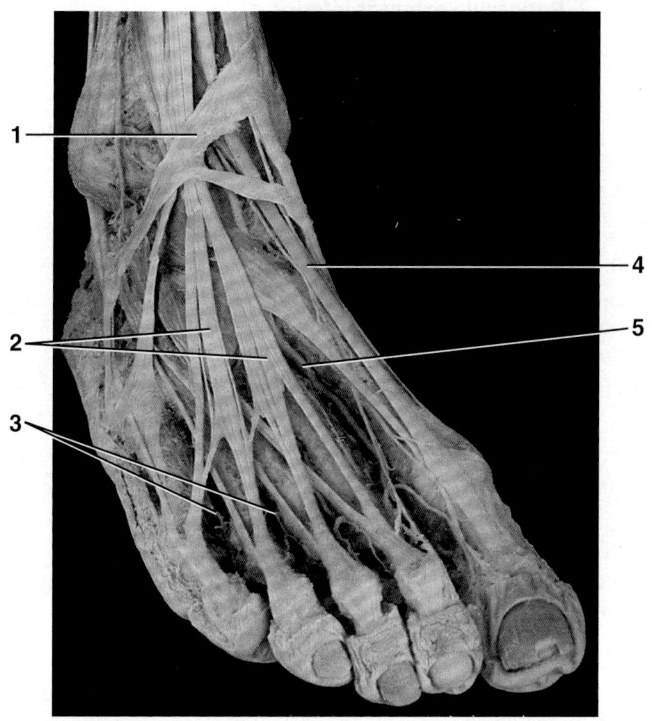

5.38

I. LEYENDAS

1. **Retináculo extensor inferior**
2. **Tendones del músculo extensor largo de los dedos del pie**
3. **Arterias metatarsianas dorsales**
4. **Tendón del músculo extensor largo del dedo gordo**
5. **Arteria plantar profunda**

II. PREGUNTA

Una mujer de 43 años de edad se queja de tener el pie frío, y un estudio de imagen muestra disminución del flujo sanguíneo en el arco plantar. El arco es irrigado principalmente por sangre proveniente de:

A. Las arterias plantares medial y lateral
B. La arteria plantar lateral y la rama profunda de la arteria dorsal del pie
C. Las arterias plantar medial y perforantes
D. Las arterias dorsal del pie y perforantes
E. Las primeras arterias metatarsiana plantares

La respuesta es B

Extremidad inferior 5.39

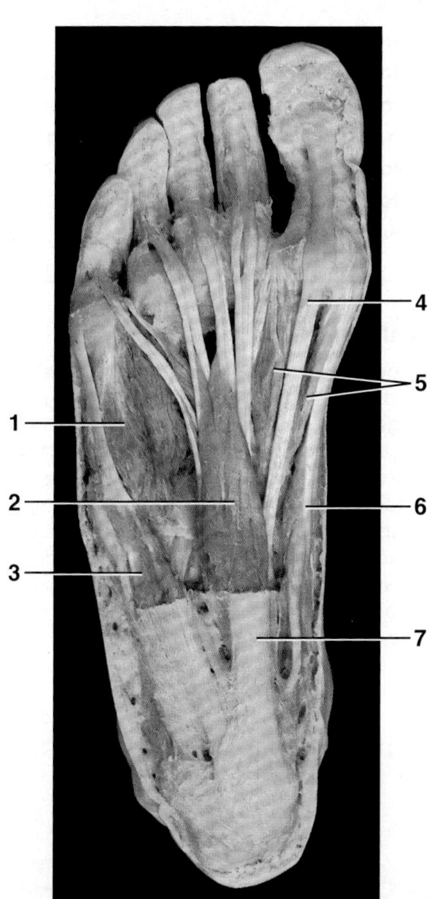

I. LEYENDAS

1. **Músculo flexor corto del dedo pequeño**
2. **Músculo flexor corto de los dedos del pie**
3. **Músculo abductor del dedo pequeño del pie**
4. **Tendón del músculo flexor largo del dedo gordo**
5. **Músculo flexor corto del dedo gordo**
6. **Músculo abductor del dedo gordo**
7. **Aponeurosis plantar** (fascia plantar, seccionada)

II. ANATOMÍA CLÍNICA

La fascitis plantar es una condición dolorosa del talón y de la superficie plantar del pie. Se caracteriza por inflamación, fibrosis o degeneración estructural de la aponeurosis plantar, que se origina en el tubérculo medial del calcáneo y se extiende a los pies. La presentación clásica de la fascitis plantar es dolor agudo en la parte medial del talón que empeora al soportar peso en el talón. Es en particular doloroso al levantarse de la cama y durante la marcha después de periodos prolongados de reposo. Aunque en casi todas las personas ésta es una condición temporal que se puede tratar con reposo y ejercicios de estiramiento, en algunos pacientes, se hace crónico y puede persistir durante años.

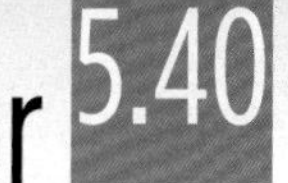

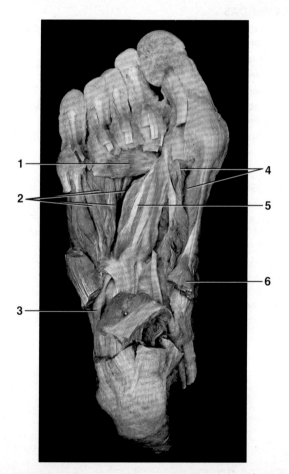

1

2

3

4

5

6

5.40

I. LEYENDAS

1. **Cabeza transversa del músculo aductor del dedo gordo**
2. **Músculos interóseos**
3. **Tendón del músculo fibular (peroneo) largo**
4. **Músculo flexor corto del dedo gordo**
5. **Cabeza oblicua del músculo aductor del dedo gordo**
6. **Músculo aductor del dedo gordo** (seccionado)

II. PREGUNTA

Un paciente de 68 años de edad muestra atrofia en el espacio que hay entre el primero y segundo metatarsiano. ¿Cuál de los siguientes músculos es más probable que esté atrofiado?

A. Primer interóseo plantar
B. Primer interóseo dorsal
C. Segundo interóseo plantar
D. Segundo interóseo dorsal
E. Cabeza oblicua del aductor del dedo gordo

La respuesta es B

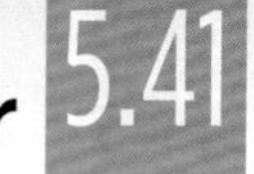

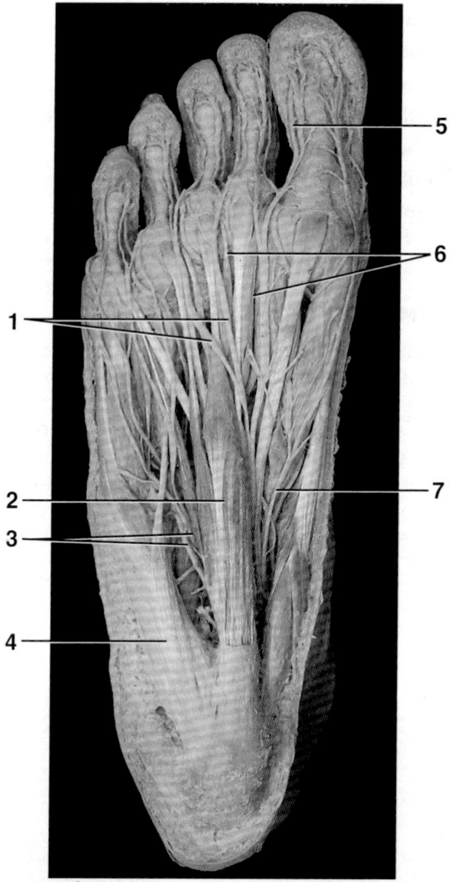

5
6
1
7
2
3
4

I. LEYENDAS

1. **Nervios digitales plantares comunes**
2. **Músculo flexor corto de los dedos**
3. **Arteria y nervio plantar lateral**
4. **Músculo abductor del quinto dedo del pie**
5. **Arteria digital plantar propia**
6. **Músculos lumbricales**
7. **Nervio plantar medial**

II. ANATOMÍA CLÍNICA

Los músculos lumbricales del pie surgen del lado medial de los tendones respectivos II a V del flexor largo de los dedos del pie. Actúan principalmente para flexionar las articulaciones metatarsofalángicas de los dedos asociados. El primer lumbrical está inervado por el nervio plantar medial, en tanto que los otros tres son inervados por el nervio plantar lateral. La lesión del nervio plantar lateral afectaría a los dedos 2 a 5 pero no al dedo gordo.

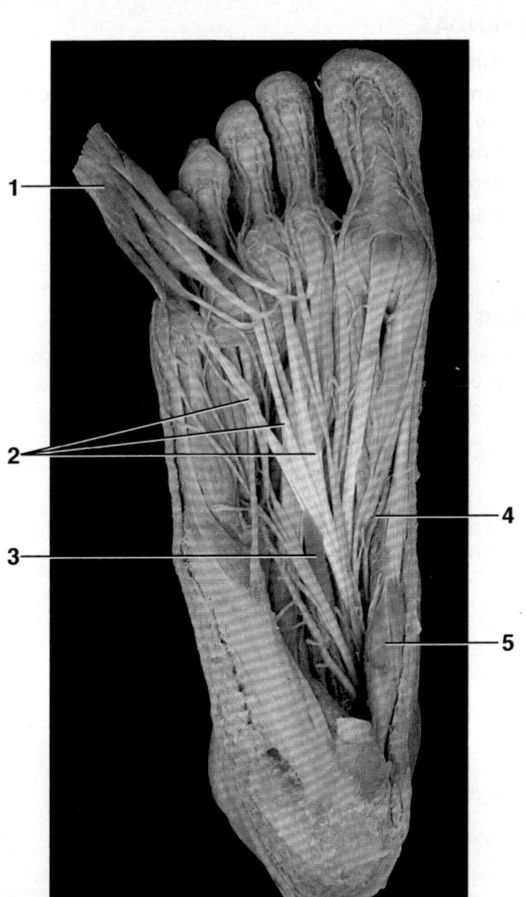
1
2
3
4
5

5.42

I. LEYENDAS

1. **Músculo flexor corto de los dedos**
2. **Tendones del músculo flexor largo de los dedos del pie**
3. **Músculo cuadrado plantar**
4. **Arteria plantar medial**
5. **Músculo abductor del dedo gordo**

II. PREGUNTA

Un cirujano está a punto de operar el dedo gordo y desea detener el flujo sanguíneo de la arteria plantar medial. Para hacerlo, debe pedir a su ayudante que comprima la:

A. Arteria tibial anterior
B. Arteria tibial posterior
C. Arteria perforante
D. Arteria dorsal del pie
E. Arteria medial del tarso

La respuesta es B

Extremidad superior

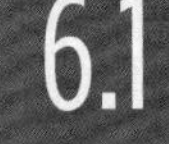

1
2
3
4
5
6

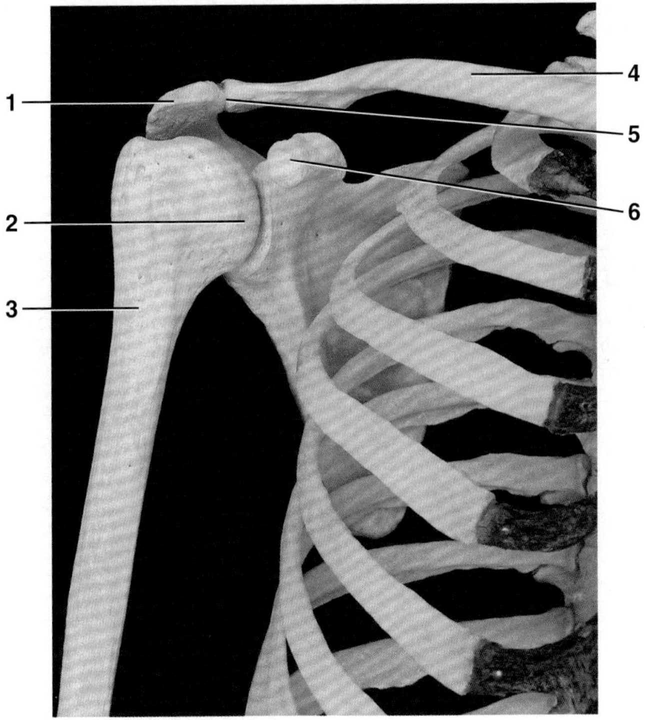

I. LEYENDAS

1. **Acromion**
2. **Cabeza del húmero**
3. **Cuello quirúrgico del húmero**
4. **Clavícula**
5. **Posición de la articulación acromioclavicular**
6. **Proceso coracoides**

II. PREGUNTA

Un jugador de fútbol cayó sobre su hombro y se le diagnosticó separación del hombro. ¿Cuál de las siguientes opciones describe mejor un hombro separado?

A. Una separación entre la cabeza del húmero y la cavidad glenoidea
B. Una separación entre el extremo esternal de la clavícula y el esternón
C. Una separación entre el proceso acromial de la escápula y el extremo distal (acromial) de la clavícula
D. Una separación entre el proceso glenoideo y el cuerpo de la escápula
E. Una separación entre el proceso coracoides y el cuerpo de la escápula

La respuesta es C

Extremidad superior 6.2

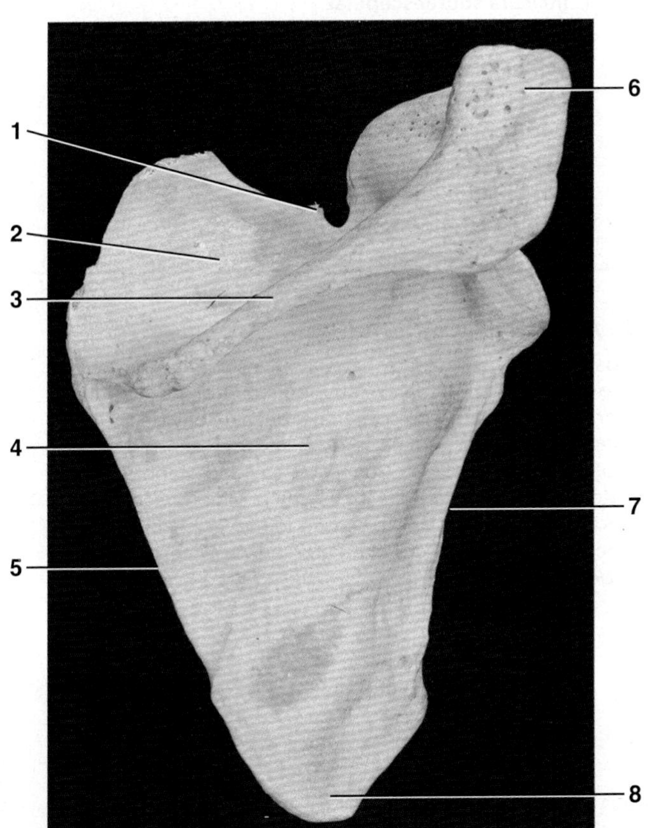

I. LEYENDAS

1. **Incisura supraescapular**
2. **Fosa supraespinosa**
3. **Espina de la escápula**
4. **Fosa infraespinosa**
5. **Borde medial de la escápula**
6. **Acromion**
7. **Borde lateral de la escápula**
8. **Ángulo inferior de la escápula**

II. ANATOMÍA CLÍNICA

Los movimientos de la escápula son esenciales para el movimiento libre de la extremidad superior. Para abducir por completo el brazo sobre la cabeza, la cavidad glenoidea de la escápula se debe rotar en sentido superior (rotación hacia arriba). Cuando la cavidad glenoidea rota en sentido inferior, ésta es una rotación hacia abajo. Toda la escápula también se puede mover hacia arriba y hacia abajo; esto se conoce como *elevación escapular* y *depresión*.

Extremidad superior

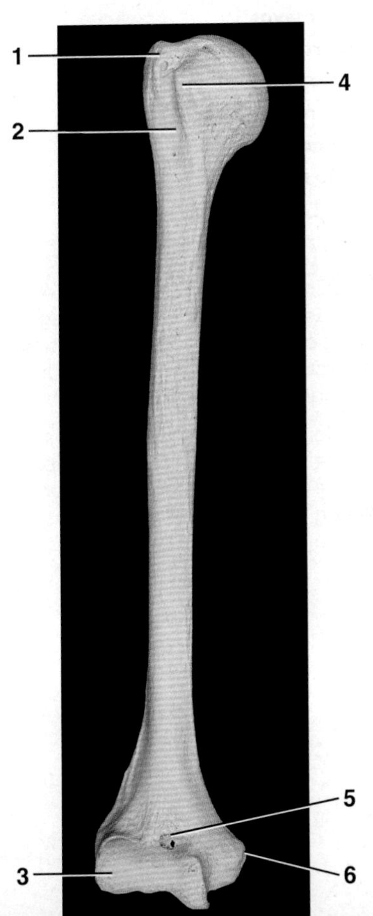

6.3

I. LEYENDAS

1. **Tubérculo mayor**
2. **Surco intertubercular (surco bicipital)**
3. **Capítulo (o cóndilo)**
4. **Tubérculo menor**
5. **Fosa coronoidea**
6. **Epicóndilo medial**

II. PREGUNTA

Después de una lesión de hombro, se le diagnostica al paciente desplazamiento del tendón que atraviesa el surco intertubercular del húmero. ¿Cuál de los siguientes tendones es el que se desplazó?

A. Tendón de la cabeza larga del tríceps braquial
B. Tendón de la cabeza lateral del tríceps braquial
C. Tendón de la cabeza medial del tríceps braquial
D. Tendón de la cabeza corta del bíceps braquial
E. Tendón de la cabeza larga del bíceps braquial

La respuesta es E

Extremidad superior 6.4

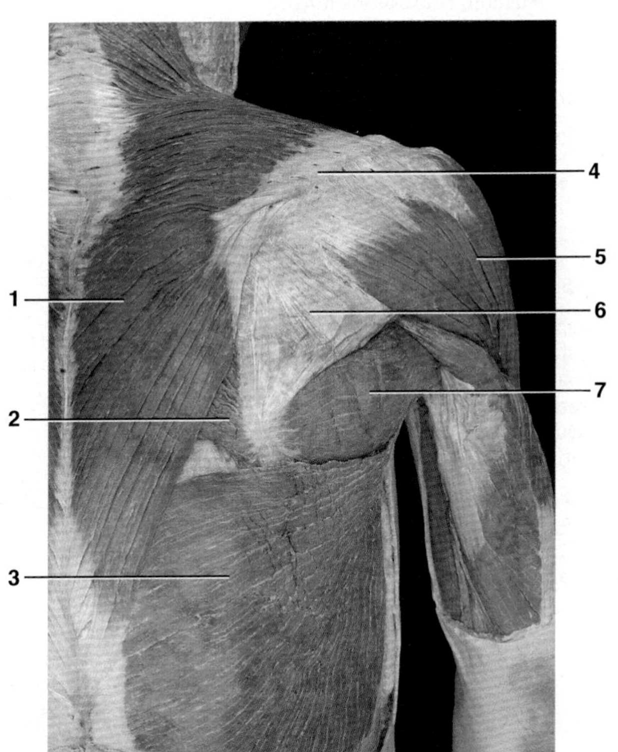

I. LEYENDAS

1. **Músculo trapecio**
2. **Músculo romboides mayor**
3. **Músculo latísimo del dorso (dorsal ancho)**
4. **Espina de la escápula**
5. **Músculo deltoides**
6. **Fascia infraespinosa** que cubre el músculo infraespinoso
7. **Músculo redondo mayor**

II. PREGUNTA

Después de una cirugía extensa del cuello para extirpar un tumor del triángulo posterior derecho del cuello, el paciente muestra debilidad para abducir el hombro y retracción escapular. ¿Qué nervio responsable de la inervación de uno de los siguientes músculos es más probable que esté lesionado?

A. Pectoral mayor
B. Deltoides medio
C. Coracobraquial
D. Trapecio
E. Romboides mayor

La respuesta es D

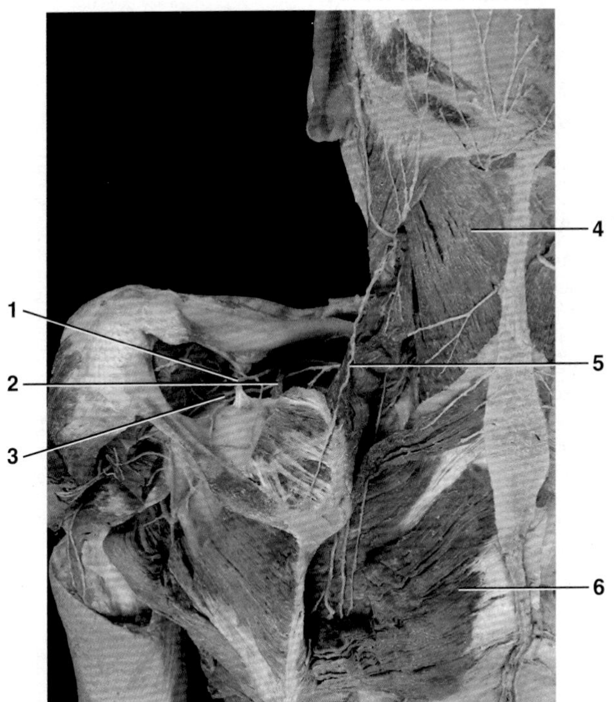
1
2
3
4
5
6

I. LEYENDAS

1. **Arteria supraescapular**
2. **Músculo omohioideo**
3. **Nervio supraescapular**
4. **Músculo esplenio de la cabeza**
5. **Nervio accesorio (XI nervio craneal)**
6. **Músculo romboides mayor**

II. ANATOMÍA CLÍNICA

La arteria supraescapular es una rama del tronco tirocervical de la arteria subclavia. Pasa arriba del ligamento supraescapular en la incisura supraescapular para irrigar a los músculos supraespinoso e infraespinoso. El nervio supraescapular surge del tronco superior del plexo braquial y pasa por debajo del ligamento para inervar a los mismos músculos. El nervio supraescapular se puede lesionar en la incisura supraescapular, en tanto que la arteria no se puede comprimir porque pasa sobre el ligamento.

Extremidad superior 6.6

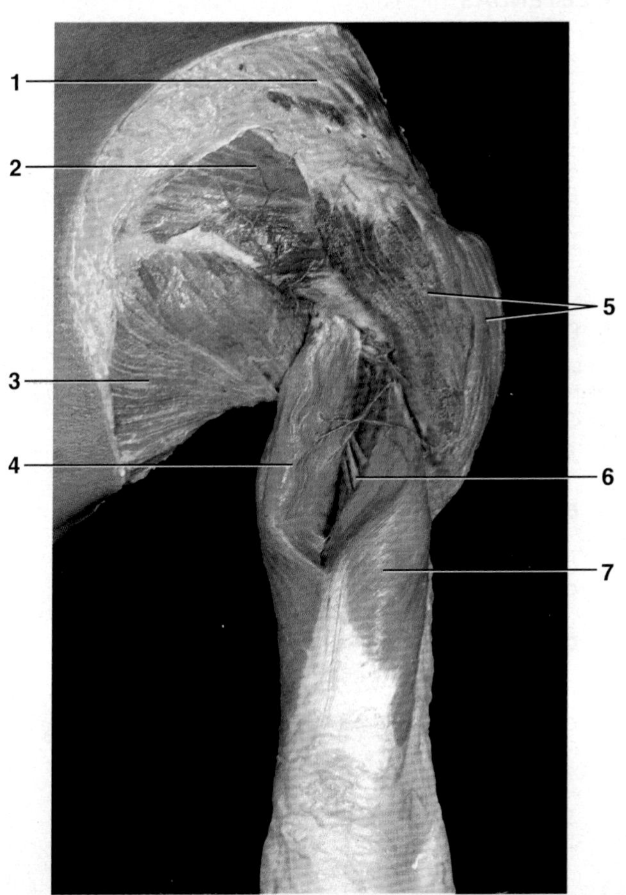

6.6

I. LEYENDAS

1. **Músculo supraespinoso**
2. **Músculo infraespinoso**
3. **Músculo latísimo del dorso (dorsal ancho)**
4. **Cabeza larga del músculo bíceps braquial**
5. **Músculo deltoides**
6. **Nervio radial**
7. **Cabeza lateral del músculo tríceps braquial**

II. PREGUNTA

Después de la luxación anteroinferior del húmero que dañó al nervio que pasa a través del espacio cuadrangular, se esperaría:

A. Debilidad para abducir el húmero sin pérdida sensitiva

B. Debilidad para abducir el húmero y pérdida sensitiva a lo largo de la cara lateral de la parte superior del brazo

C. Debilidad para aducir el húmero sin pérdida sensitiva

D. Debilidad para aducir el húmero y pérdida sensitiva a lo largo de la cara lateral de la parte superior del brazo

E. Debilidad para flexionar el húmero sin pérdida de la sensibilidad

La respuesta es B

Extremidad superior 6.7

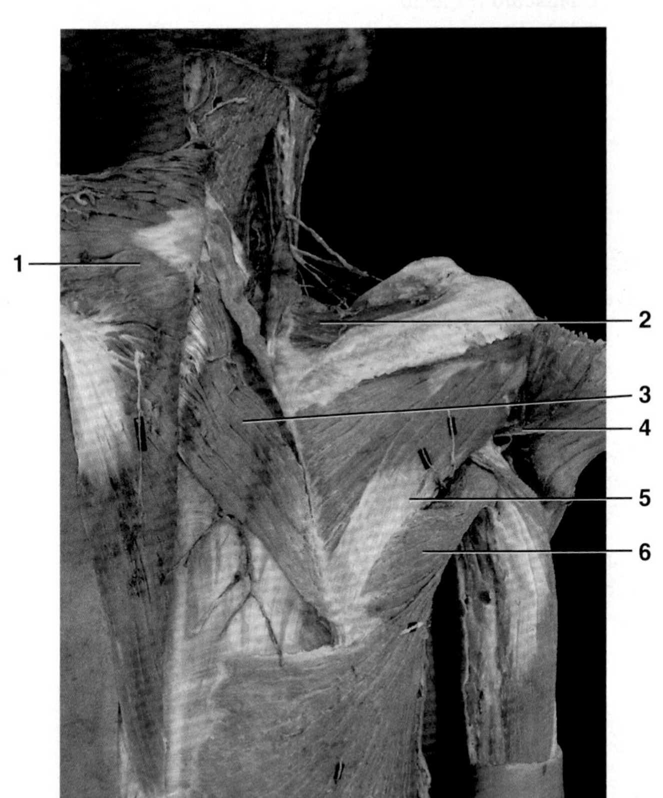

I. LEYENDAS

1. **Músculo trapecio**
2. **Músculo supraespinoso**
3. **Músculo romboides mayor**
4. **Nervio axilar y arteria humeral circunfleja posterior**
5. **Músculo redondo menor**
6. **Músculo redondo mayor**

II. ANATOMÍA CLÍNICA

El espacio cuadrangular está limitado como sigue:

- *Hacia arriba*: el músculo redondo menor
- *Hacia abajo*: el músculo redondo mayor
- *Medial*: cabeza larga del músculo tríceps braquial
- *Lateral*: cuello quirúrgico del húmero

Por este espacio pasa el nervio axilar y a los vasos circunflejos posteriores del húmero. Tanto el nervio como los vasos se pueden comprimir por lesiones de masa en el espacio. Los síntomas pueden incluir debilidad del deltoides y pérdida sensitiva en la cara lateral de la parte superior del brazo.

Extremidad superior 6.8

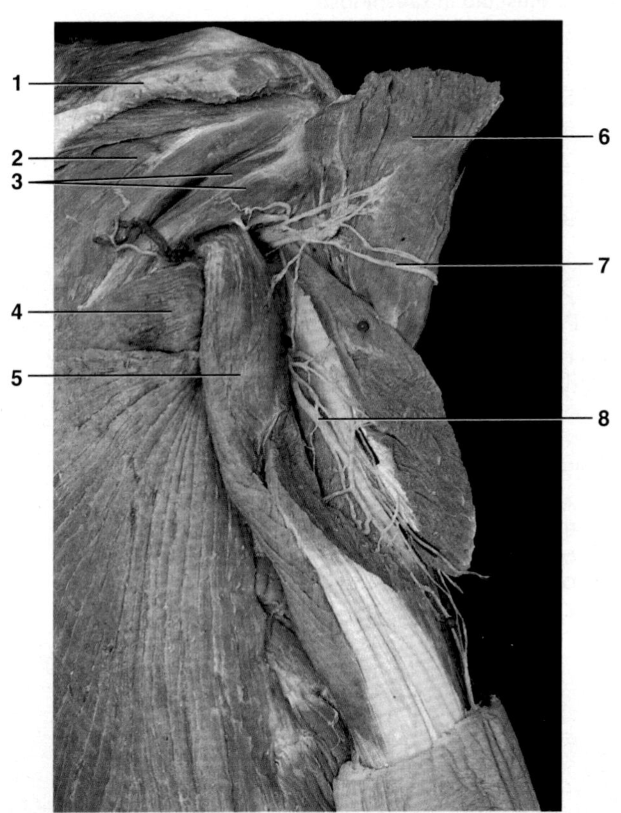

6.8

I. LEYENDAS

1. **Espina de la escápula**
2. **Músculo infraespinoso**
3. **Músculo redondo menor**
4. **Músculo redondo mayor**
5. **Cabeza larga del músculo tríceps braquial**
6. **Músculo deltoides** (seccionado y levantado)
7. **Nervio cutáneo lateral superior del brazo** (rama del nervio axilar)
8. **Nervio radial**

II. PREGUNTA

Un hombre de 36 años de edad se cae de su bicicleta y sufre una fractura diafisaria del húmero. En la exploración, muestra "caída de la muñeca". ¿Cuál de los siguientes nervios es el que tiene mayor probabilidad de haberse lesionado en la caída?

A. Mediano
B. Radial
C. Musculocutáneo
D. Ulnar
E. Axilar

La respuesta es B

Extremidad superior 6.9

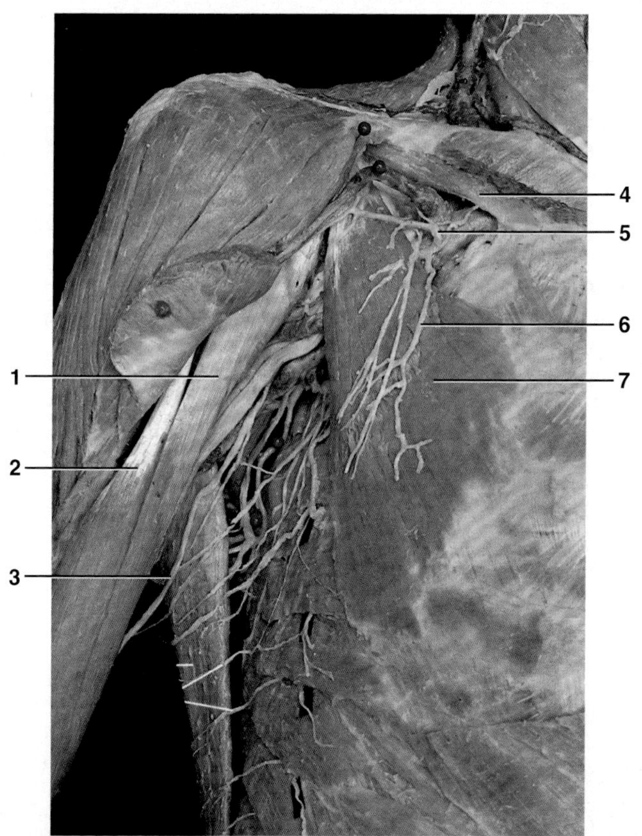

6.9

I. LEYENDAS

1. **Cabeza corta del músculo bíceps braquial**
2. **Cabeza larga del músculo bíceps braquial**
3. **Nervio cutáneo medial del antebrazo**
4. **Músculo subclavio**
5. **Arteria toracoacromial**
6. **Rama pectoral de la arteria toracoacromial**
7. **Músculo pectoral menor**

II. ANATOMÍA CLÍNICA

Por lo general se sabe que el pectoral menor actúa desde las costillas para descender y extender la escápula. Sin embargo, también es un músculo respiratorio accesorio eficaz en pacientes con disnea. En este caso, el músculo actúa desde su inserción en el proceso coracoides para elevar las costillas durante la inspiración. Para que sea eficaz, el paciente tiene que tener la escápula inmovilizada de manera que el paciente se encuentra casi siempre sentado con las manos o los codos en un soporte como una mesa.

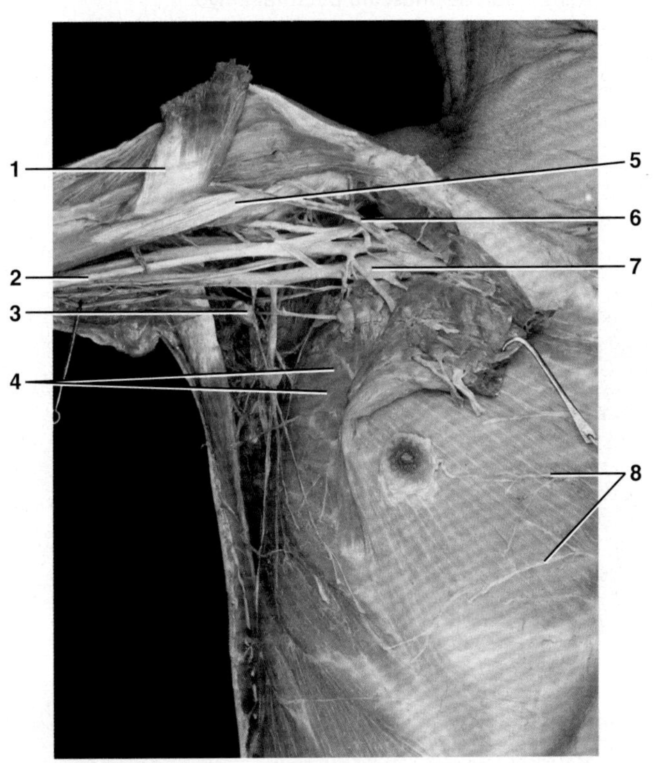
1
2
3
4
5
6
7
8

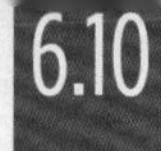

I. LEYENDAS

1. Inserción del **músculo pectoral mayor**
2. **Nervio mediano**
3. **Ganglio linfático axilar profundo**
4. **Músculo serrato anterior**
5. **Cabeza corta del músculo bíceps braquial**
6. **Vena cefálica**
7. **Vena axilar**
8. **Ramas cutáneas anteriores de los nervios intercostales**

II. PREGUNTA

Después de cargar un tronco pesado sobre el hombro derecho por varios kilómetros, un varón de 33 años de edad se queja de que no puede elevar por completo la extremidad superior. También se da cuenta que cuando está frente a una pared y presiona contra ella con sus manos, su escápula protruye en sentido posterior (aleteo de la escápula). ¿Se sospecha la lesión de cuál de los siguientes nervios?

A. Dorsal de la escápula
B. Musculocutáneo
C. Torácico largo
D. Toracodorsal
E. Occipital mayor

La respuesta es C

Extremidad superior 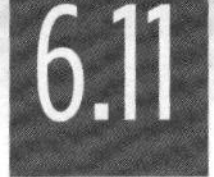

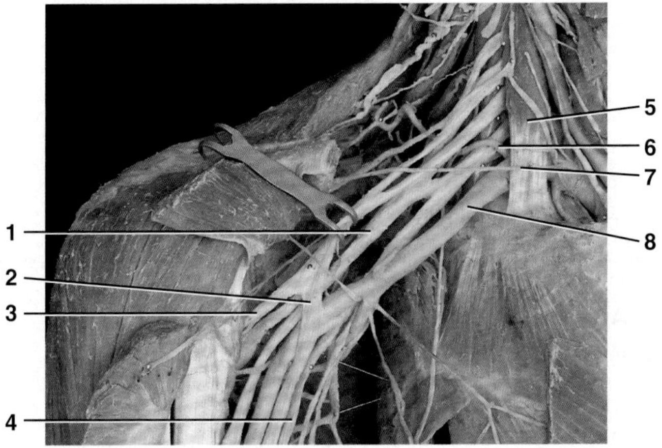

I. LEYENDAS

1. **Fascículo posterior del plexo braquial**
2. **Raíz lateral del nervio mediano**
3. **Nervio musculocutáneo**
4. **Nervio ulnar**
5. **Músculo escaleno anterior**
6. **Arteria cervical transversa**
7. **Arteria supraescapular**
8. **Arteria subclavia**

II. ANATOMÍA CLÍNICA

El síndrome de salida torácica (SST) es resultado de la compresión del fascículo neurovascular que pasa sobre la primera costilla entre los músculos escaleno anterior y escaleno medio (el tronco inferior del plexo braquial y la arteria subclavia a menudo están afectados). Los signos y síntomas del SST son variables, el paciente con frecuencia presenta signos neurógenos como entumecimiento, dolor y parestesia en la extremidad superior. Los dedos se sienten fríos por la compresión arterial y la subsecuente alteración vascular.

Extremidad superior 6.12

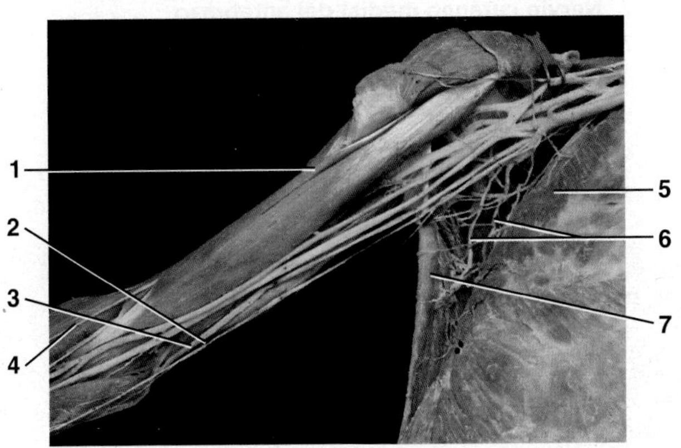

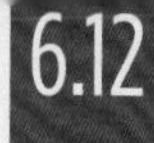

I. LEYENDAS

1. **Cabeza larga del músculo bíceps braquial**
2. **Nervio cutáneo medial del antebrazo**
3. **Nervio ulnar**
4. **Nervio cutáneo lateral del antebrazo**
5. **Músculo serrato anterior**
6. **Nervio y arteria toracodorsal**
7. **Músculo latísimo del dorso (dorsal ancho)**

II. PREGUNTA

Un paciente se presenta en el servicio de urgencias con una cortada grave causada por un cuchillo que le seccionó el bíceps braquial y el nervio subyacente. ¿Cuál de las siguientes es la secuela más probable?

A. Debilidad al extender el codo
B. Disminución de la sensibilidad en la cara medial anterior del brazo
C. Disminución de la sensibilidad en la cara lateral anterior del brazo
D. Disminución de la sensibilidad sobre el olécranon
E. Disminución de la sensibilidad sobre la cara lateral del antebrazo

La respuesta es E

Extremidad superior 6.13

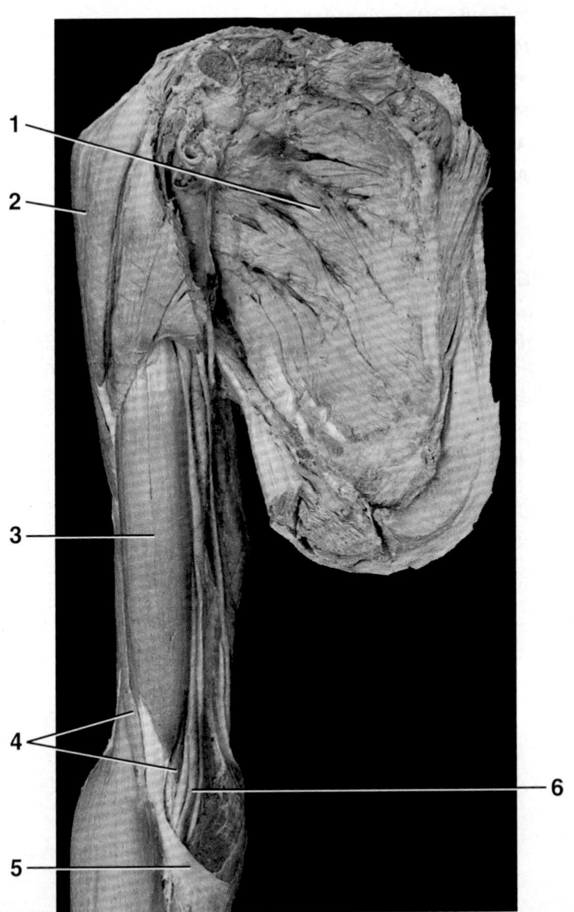

6.13

I. LEYENDAS

1. **Músculo subescapular**
2. **Músculo deltoides**
3. **Músculo bíceps braquial**
4. **Músculo braquial**
5. **Aponeurosis bicipital**
6. **Arteria braquial**

II. PREGUNTA

Una niña de 12 años de edad es llevada al servicio de urgencias por fractura del olécranon. Con base en la ubicación de esta lesión la preocupación es por el daño, ¿de cuál de los siguientes nervios?

A. Mediano
B. Ulnar
C. Musculocutáneo
D. Radial
E. Interóseo anterior

La respuesta es B

Extremidad superior 6.14

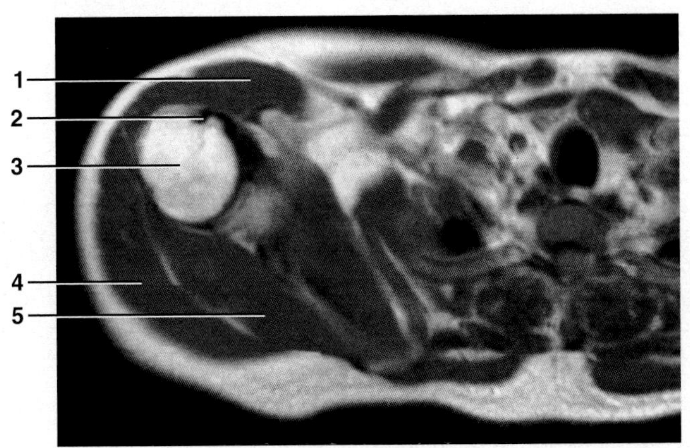

6.14

I. LEYENDAS

1. **Músculo pectoral mayor**
2. **Cabeza larga del bíceps braquial en el surco intertubercular**
3. **Cabeza del húmero**
4. **Músculo deltoides**
5. **Músculo infraespinoso**

II. PREGUNTA

Después de una lesión del músculo infraespinoso se esperaría encontrar debilidad, ¿en cuál de los siguientes movimientos?

A. Rotación lateral del húmero
B. Rotación medial del húmero
C. Abducción del húmero
D. Prolongación de la escápula
E. Rotación hacia abajo de la escápula

La respuesta es A

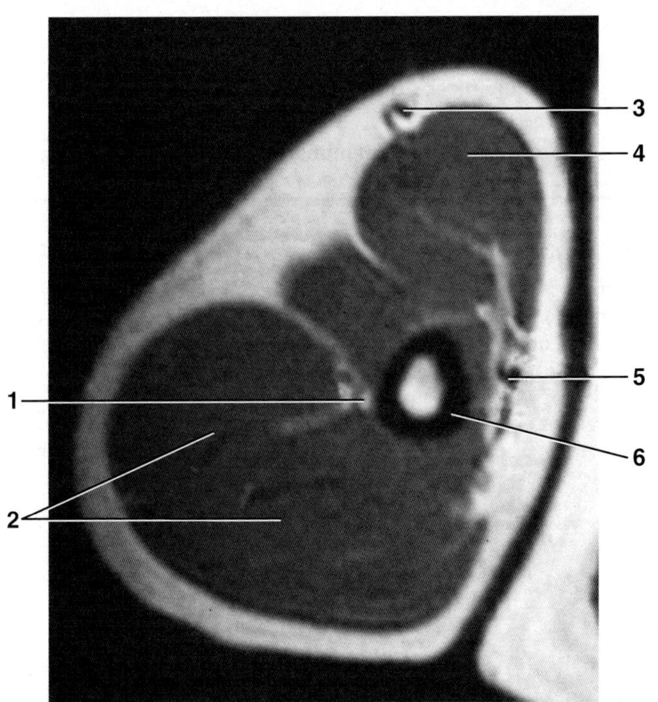
3
4
5
1
6
2

I. LEYENDAS

1. **Nervio radial**
2. **Músculo tríceps braquial**
3. **Vena cefálica**
4. **Músculo bíceps braquial**
5. **Arteria braquial**
6. **Cuerpo (diáfisis) del húmero**

II. ANATOMÍA CLÍNICA

El tríceps braquial es inervado por el nervio radial. Aunque el nervio radial viaja de la axila a la fosa del codo, es posible que una fractura del húmero no afecte la acción del tríceps porque las ramas hacia este músculo surgen de la zona más proximal del nervio. En la fosa del codo, el nervio radial se divide en las ramas superficial y profunda. La rama superficial es un nervio estrictamente sensorial, en tanto que la profunda es motora de manera principal para los músculos extensores de la muñeca y la mano.

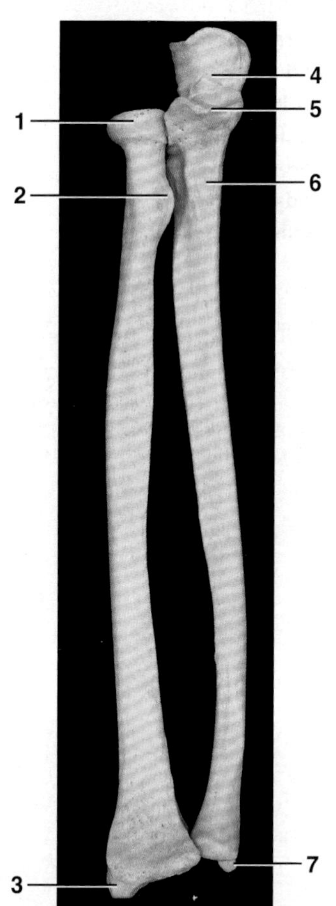
1
2
3
4
5
6
7

6.16

I. LEYENDAS

1. **Cabeza del radio**
2. **Tuberosidad del radio**
3. **Proceso estiloides del radio**
4. **Incisura troclear**
5. **Proceso coronoides**
6. **Tuberosidad de la ulna**
7. **Proceso estiloides de la ulna**

II. PREGUNTA

Un hombre de 63 años de edad tiene dificultad para realizar pronación y supinación del antebrazo y la mano. ¿De qué tipo es la articulación más proximal involucrada en el proceso de pronación y supinación?

A. Condilar
B. Enartrosis
C. Trocoide
D. Gínglimo
E. Artrodia

La respuesta es C

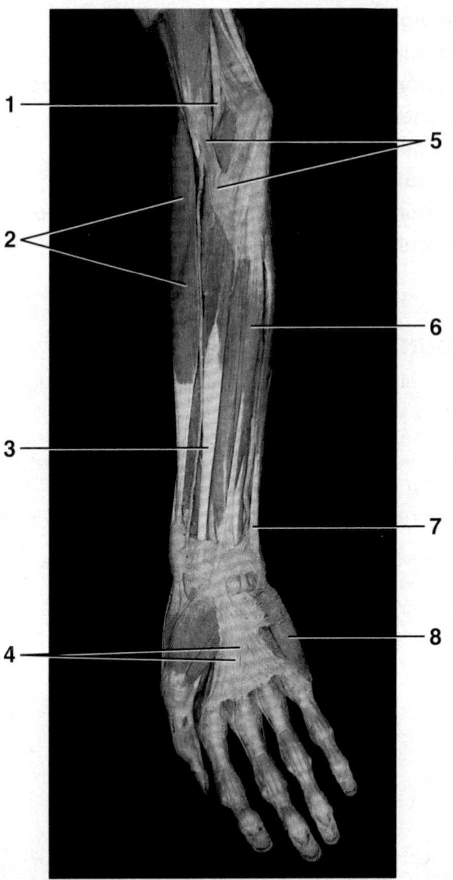

1
2
3
4
5
6
7
8

6.17

I. LEYENDAS

1. **Nervio mediano**
2. **Músculo braquiorradial**
3. **Tendón del músculo flexor radial del carpo**
4. **Aponeurosis palmar**
5. **Aponeurosis bicipital**
6. **Músculo palmar largo**
7. **Tendón del músculo flexor ulnar del carpo**
8. **Músculo abductor del dedo meñique**

II. PREGUNTA

El cirujano plástico necesita usar un tendón autólogo en un paciente que se ha sometido a una extensa disección del cuello por cáncer. ¿Cuál de los siguientes tendones del antebrazo en ocasiones está ausente y, por lo tanto, cuando está presente, se puede tomar para este procedimiento con poca o ninguna alteración funcional?

- **A.** Pronador redondo
- **B.** Palmar largo
- **C.** Ancóneo
- **D.** Extensor radial largo del carpo
- **E.** Flexor radial del carpo

La respuesta es B

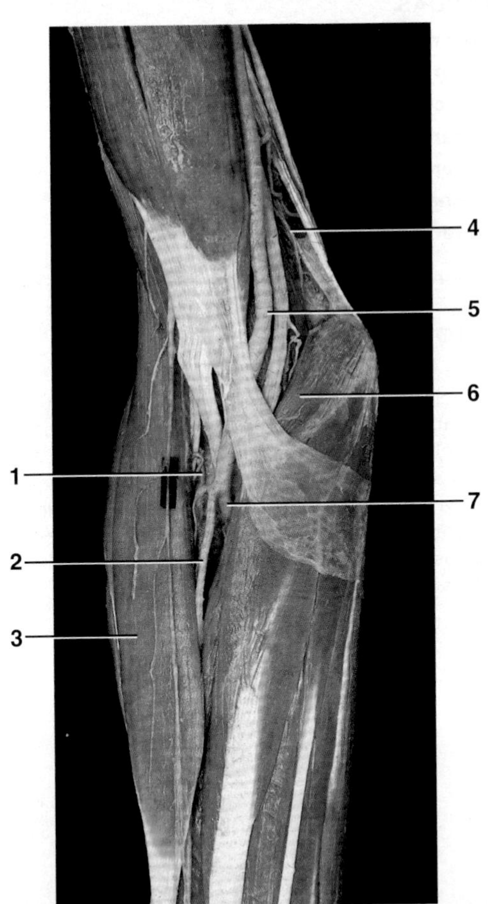
1
2
3
4
5
6
7

I. LEYENDAS

1. **Arteria recurrente radial**
2. **Arteria radial**
3. **Músculo braquiorradial**
4. **Arteria colateral ulnar inferior**
5. **Arteria braquial**
6. **Pronador redondo**
7. **Arteria ulnar**

II. ANATOMÍA CLÍNICA

Existe una amplia anastomosis de vasos alrededor de la articulación del codo, que permite el flujo sanguíneo hacia el antebrazo y la mano sin importar la posición de la articulación del codo. Las ramas recurrentes en algunos casos son dobles y se originan de las arterias radial, ulnar e interósea y viajan en sentido proximal tanto en la parte anterior como en la posterior de la articulación del codo. Estos vasos se anastomosan con las ramas colaterales de las arterias braquiales y radiales profundas.

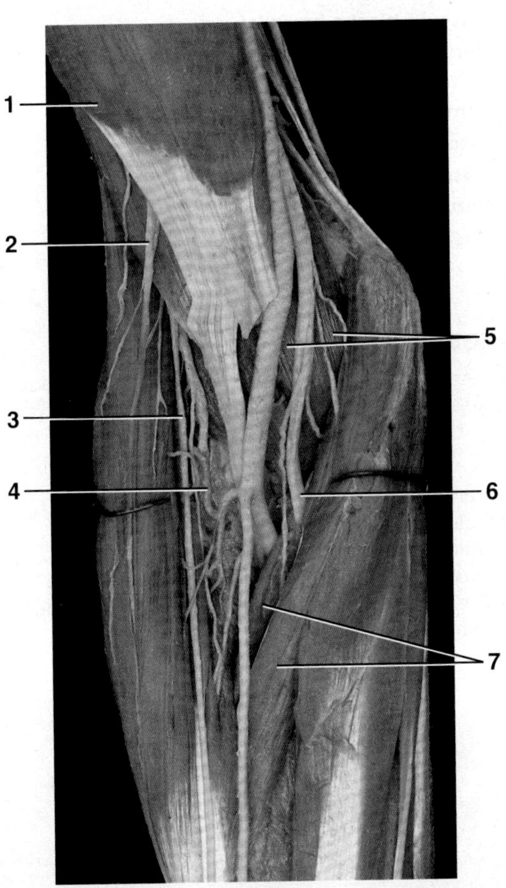
1
2
3
4
5
6
7

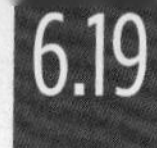

I. LEYENDAS

1. **Músculo bíceps braquial**
2. **Nervio cutáneo lateral del antebrazo** (rama terminal del nervio musculocutáneo)
3. **Rama superficial del nervio radial**
4. **Arteria recurrente radial**
5. **Músculo braquial**
6. **Nervio mediano**
7. **Músculo pronador redondo**

II. PREGUNTA

Una mujer de 27 años de edad presenta una herida grave en la parte lateral del antebrazo. Para determinar si la paciente tiene una lesión de la rama superficial del nervio radial, se debería:

A. Valorar la función del pronador redondo
B. Valorar la función del flexor largo del pulgar
C. Valorar la función del flexor radial del carpo
D. Probar la sensibilidad en el sitio de la herida
E. Probar la sensación en la superficie lateral dorsal de la mano

La respuesta es E

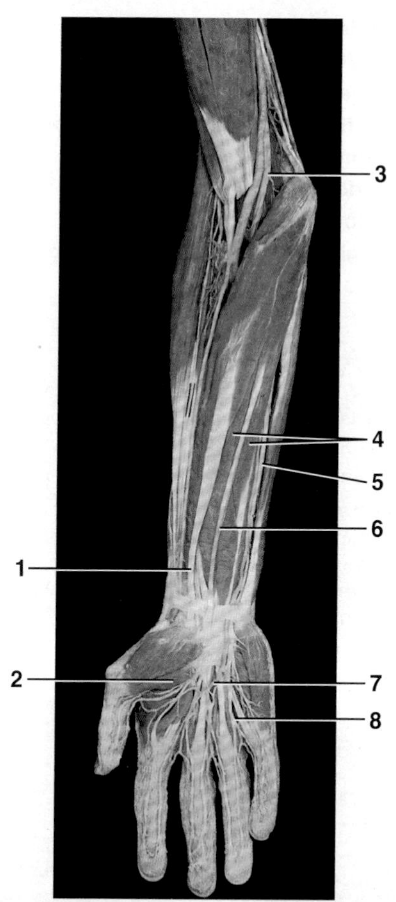
3
4
5
6
1
2
7
8

6.20

I. LEYENDAS

1. **Tendón del músculo flexor radial del carpo**
2. **Músculo flexor corto del pulgar**
3. **Nervio mediano**
4. **Músculo flexor superficial de los dedos**
5. **Nervio ulnar**
6. **Tendón del músculo palmar largo**
7. **Arco palmar superficial**
8. **Rama digital palmar común del nervio ulnar**

II. PREGUNTA

Un varón de 64 años de edad se corta la mano, lo que le provoca un sangrado intenso por el arco palmar superficial. Este arco es irrigado principalmente con sangre proveniente de:

A. Arteria radial
B. Rama superficial de la arteria ulnar
C. Rama profunda de la arteria ulnar
D. Arteria mediana
E. Arteria interósea anterior

La respuesta es B

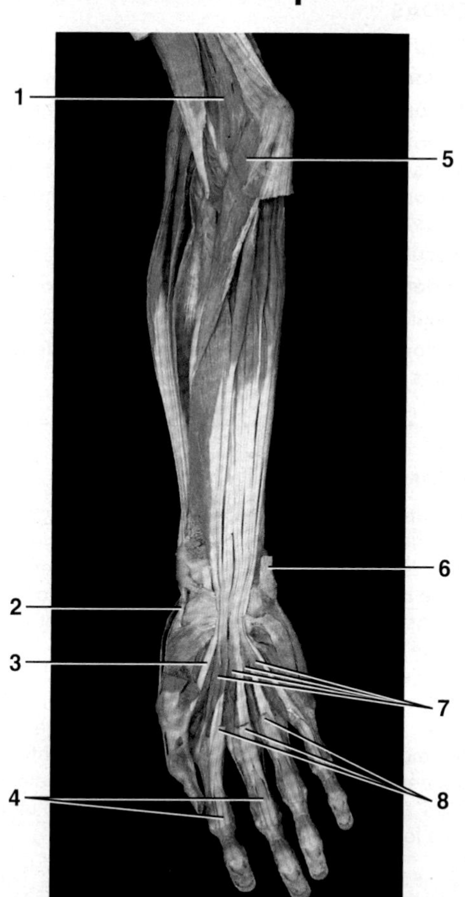
1
5
6
2
3
7
4
8

I. LEYENDAS

1. **Músculo braquial**
2. **Tendón del músculo abductor largo del pulgar**
3. **Tendón del músculo flexor largo del pulgar**
4. **Tendones del músculo flexor profundo de los dedos** (que ha pasado a través de los tendones seccionados del músculo flexor superficial de los dedos)
5. **Músculo pronador redondo**
6. **Tendón del músculo flexor ulnar del carpo**
7. **Músculos lumbricales**
8. **Tendones del músculo flexor superficial de los dedos** (seccionado)

II. ANATOMÍA CLÍNICA

Los cuatro músculos lumbricales de la mano surgen del lado radial de los tendones del flexor profundo de los dedos. Se insertan principalmente en las bandaletas laterales de las expansiones extensoras en el lado dorsal de los dedos 2 a 5. Actúan de manera fundamental para extender las articulaciones interfalángicas, aunque también pueden flexionar las articulaciones metatarsofalángicas. Los dos músculos lumbricales están inervados por el nervio ulnar, en tanto que los dos músculos laterales están inervados por el nervio mediano. Por lo tanto, una lesión del nervio mediano paralizaría los lumbricales para los dedos 2 a 3, mientras que la lesión del nervio ulnar afectaría a los lumbricales para los dedos 4 a 5.

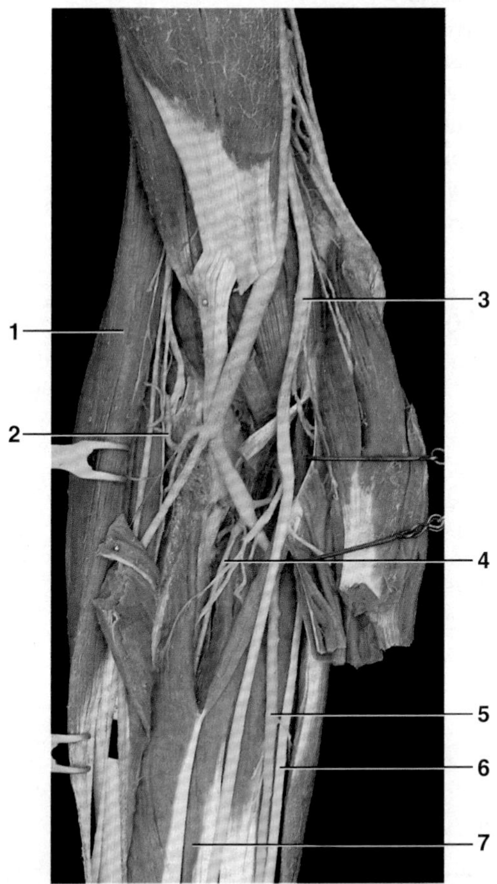
1
2
3
4
5
6
7

6.22

I. LEYENDAS

1. **Músculo braquiorradial**
2. **Arteria recurrente radial**
3. **Nervio mediano**
4. **Arteria interósea anterior**
5. **Arteria ulnar**
6. **Nervio ulnar**
7. **Músculo flexor digital profundo**

II. PREGUNTA

Mientras realiza una exploración quirúrgica profunda del antebrazo proximal por un caso de cáncer, el cirujano secciona una arteria localizada en la superficie anterior de la membrana interósea. Esta arteria es una rama directa de:

A. Arteria interósea común
B. Arteria radial
C. Arteria recurrente
D. Arteria braquial
E. Arteria mediana

La respuesta es A

Extremidad superior 6.23

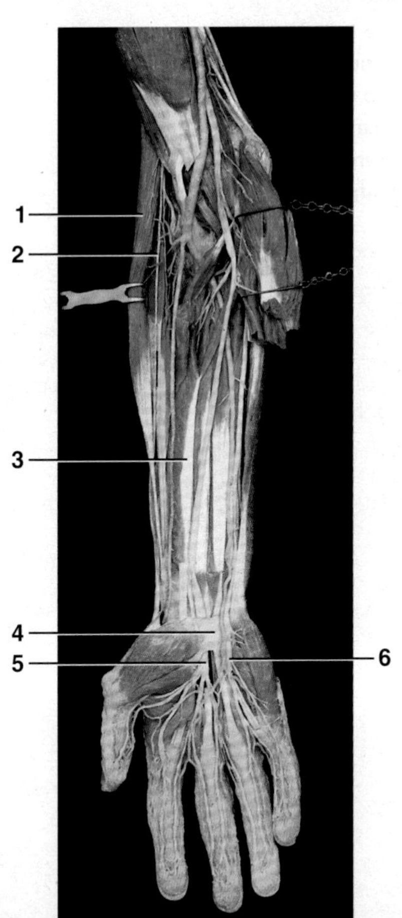

6.23

I. LEYENDAS

1. **Músculo braquiorradial**
2. **Rama superficial del nervio radial**
3. **Músculo flexor largo del pulgar**
4. **Retináculo flexor**
5. **Nervio mediano**
6. **Rama superficial del nervio ulnar**

II. PREGUNTA

¿En cuál de las siguientes estructuras el edema no provocaría compresión del nervio mediano, y por lo tanto síndrome de túnel del carpo, porque no pasa debajo del retináculo flexor?

A. Tendón del músculo flexor superficial de los dedos para el dedo 5
B. Tendón del músculo flexor profundo de los dedos para el dedo 5
C. Tendón del músculo flexor superficial de los dedos para el dedo 2
D. Tendón del músculo flexor radial del carpo
E. Tendón del músculo flexor largo del pulgar

La respuesta es D

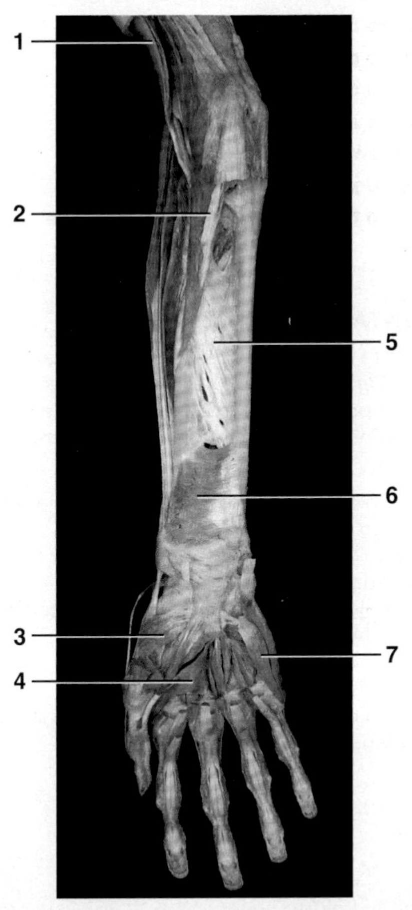
1
2
3
4
5
6
7

6.24

I. LEYENDAS

1. **Músculo bíceps braquial**
2. **Músculo pronador redondo**
3. **Músculo oponente del pulgar**
4. **Músculo aductor del pulgar**
5. **Membrana interósea**
6. **Músculo pronador cuadrado**
7. **Músculo flexor corto del dedo meñique**

II. PREGUNTA

En un paciente con una herida profunda causada por un cuchillo en la eminencia tenar, el médico observa que el oponente del pulgar está paralizado. Se puede distinguir este músculo de los otros que están en la eminencia tenar porque:

A. Es el único músculo tenar que se origina del trapecio
B. Es el único músculo tenar inervado por la rama profunda del nervio ulnar
C. Es el único músculo tenar que se inserta en el primer hueso del metacarpo
D. Es el único músculo tenar inervado por la rama recurrente del nervio mediano
E. Es el único músculo que actúa durante la oposición del pulgar

La respuesta es C

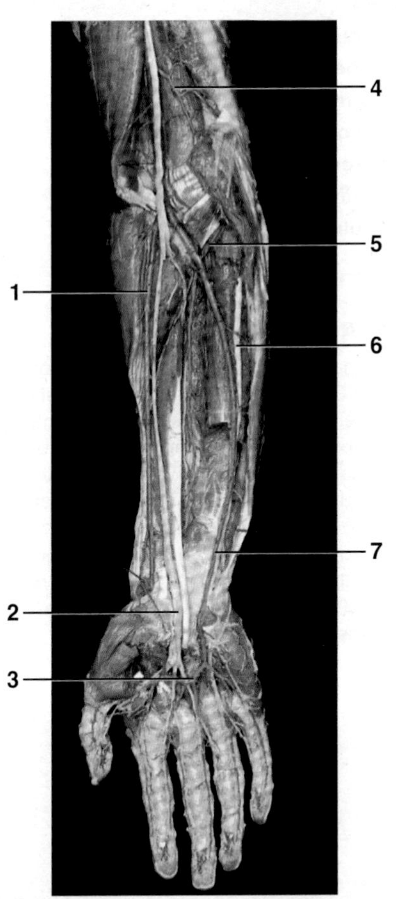
4
5
1
6
7
2
3

I. LEYENDAS

1. **Arteria radial**
2. **Nervio mediano**
3. **Arco palmar superficial**
4. **Arteria colateral ulnar inferior**
5. **Arteria recurrente ulnar**
6. **Nervio ulnar**
7. **Arteria ulnar**

II. ANATOMÍA CLÍNICA

El conducto ulnar o túnel ulnar, también se conoce como canal de Guyon y es un espacio que está en la muñeca entre el hueso pisiforme y el hueso ganchoso. Es atravesado por la arteria ulnar y el nervio ulnar. El síndrome del canal de Guyon, a veces llamado *parálisis del manillar*, es resultado del atrapamiento del nervio ulnar en el conducto. Los síntomas por lo general comienzan con sensación de hormigueo en el cuarto y quinto dedos; estos síntomas pueden progresar hasta la pérdida de sensibilidad y/o paresia/parálisis de muchos de los músculos intrínsecos de la mano.

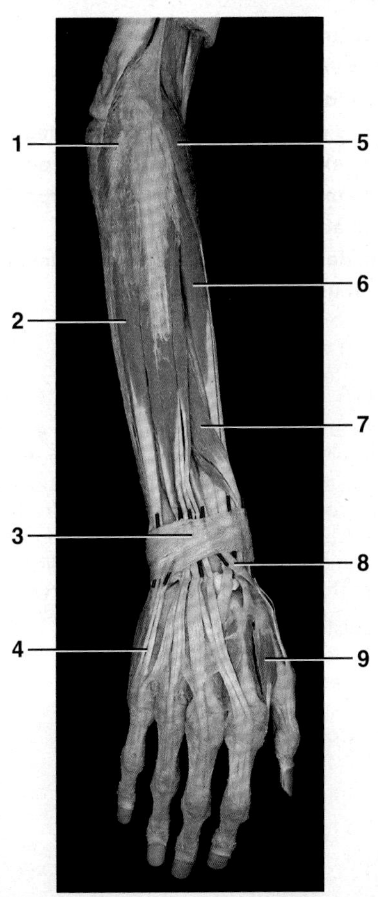
1
2
3
4
5
6
7
8
9

I. LEYENDAS

1. **Músculo ancóneo**
2. **Músculo extensor ulnar del carpo**
3. **Retináculo extensor**
4. **Tendones del músculo extensor del dedo meñique**
5. **Músculo extensor radial largo del carpo**
6. **Músculo extensor radial corto del carpo**
7. **Músculo abductor largo del pulgar**
8. **Tendón del músculo extensor largo del pulgar**
9. **Primer músculo interóseo dorsal**

II. PREGUNTA

La "tabaquera anatómica" es una depresión triangular en la cara posterolateral de la muñeca limitada por los tendones del extensor largo del pulgar en la parte medial y el extensor corto del pulgar y el abductor largo del pulgar en la parte lateral. El dolor en la tabaquera anatómica después de una caída sobre la mano extendida podría indicar una fractura, ¿de cuál de los siguientes huesos?

A. Radio distal
B. Primer metacarpiano
C. Escafoides
D. Semilunar
E. Ganchoso

La respuesta es C

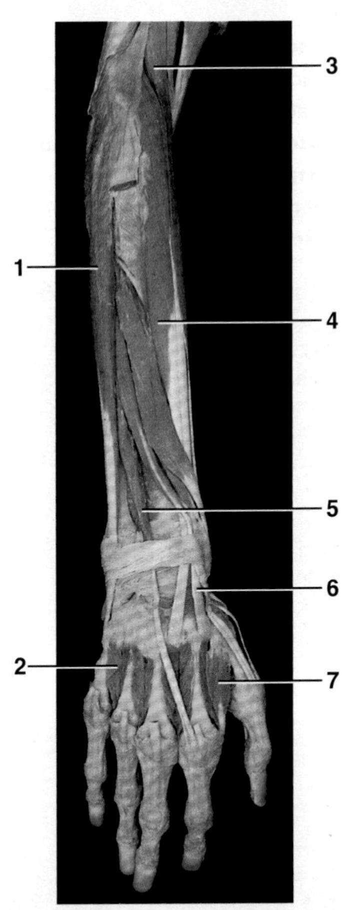
3
1
4
5
6
2
7

6.27

I. LEYENDAS

1. **Músculo extensor ulnar del carpo**
2. **Cuarto músculo interóseo dorsal**
3. **Músculo braquiorradial**
4. **Músculo extensor radial corto del carpo**
5. **Músculo extensor del índice**
6. **Tendón del músculo extensor radial largo del carpo**
7. **Primer músculo interóseo dorsal**

II. PREGUNTA

¿Cuál de los siguientes movimientos se puede usar para probar la función del primer músculo interóseo dorsal?

A. Oposición del pulgar
B. Abducción del pulgar
C. Abducción del dedo índice
D. Aducción del dedo índice
E. Flexión de la articulación interfalángica proximal del dedo índice

La respuesta es C

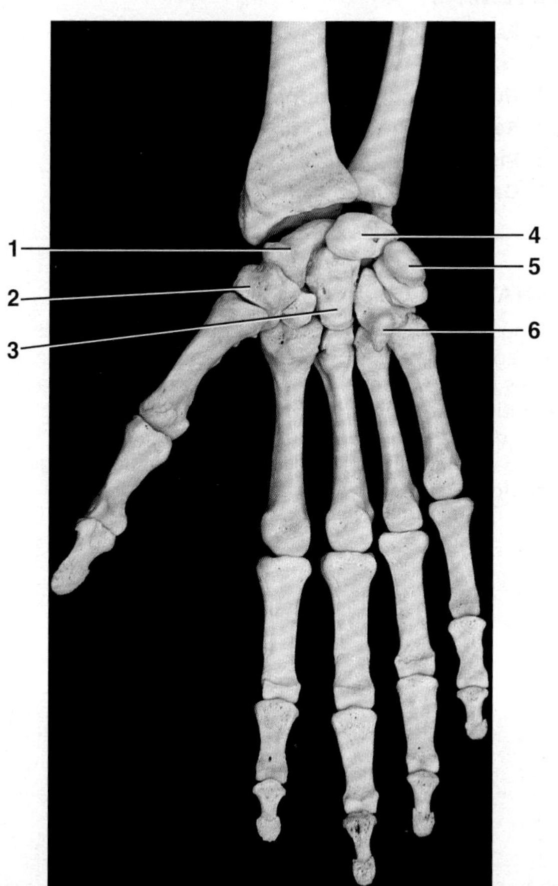
1
2
3
4
5
6

I. LEYENDAS

1. **Escafoides**
2. **Trapecio**
3. **Hueso grande del carpo**
4. **Semilunar**
5. **Pisiforme**
6. **Gancho del hueso ganchoso**

II. ANATOMÍA CLÍNICA

A menudo es difícil detectar la fractura del escafoides en la radiografía inmediatamente después de la lesión, pero es fácil de observar en la imagen por resonancia magnética (IRM). Además, una fractura transversa del escafoides en su "cintura" puede provocar necrosis avascular del segmento proximal porque el flujo sanguíneo al escafoides entra en la parte distal del hueso.

Extremidad superior 6.29

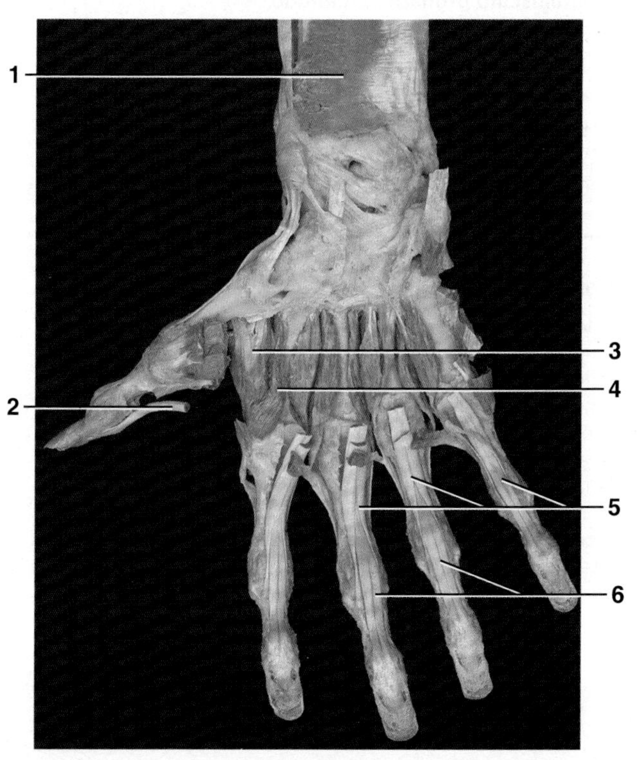

6.29

I. LEYENDAS

1. **Músculo pronador cuadrado**
2. **Tendón del músculo flexor largo del pulgar**
3. **Músculo interóseo dorsal**
4. **Músculo interóseo palmar**
5. **Tendones del músculo flexor superficial de los dedos**
6. **Tendones del músculo flexor profundo de los dedos**

II. ANATOMÍA CLÍNICA

La lesión de las partes inferiores del plexo braquial por lo general provoca “mano en garra” porque la mayor parte de los músculos intrínsecos de la mano están inervados por los segmentos espinales C8 y T1. La mano en garra es provocada por la combinación de hiperextensión de las articulaciones metacarpofalángicas (MF) y la flexión de las articulaciones interfalángicas (IF) por parálisis de los músculos lumbricales e interóseos, los cuales son necesarios para la flexión de las articulaciones MF y la extensión de las articulaciones IF.

Extremidad superior 6.30

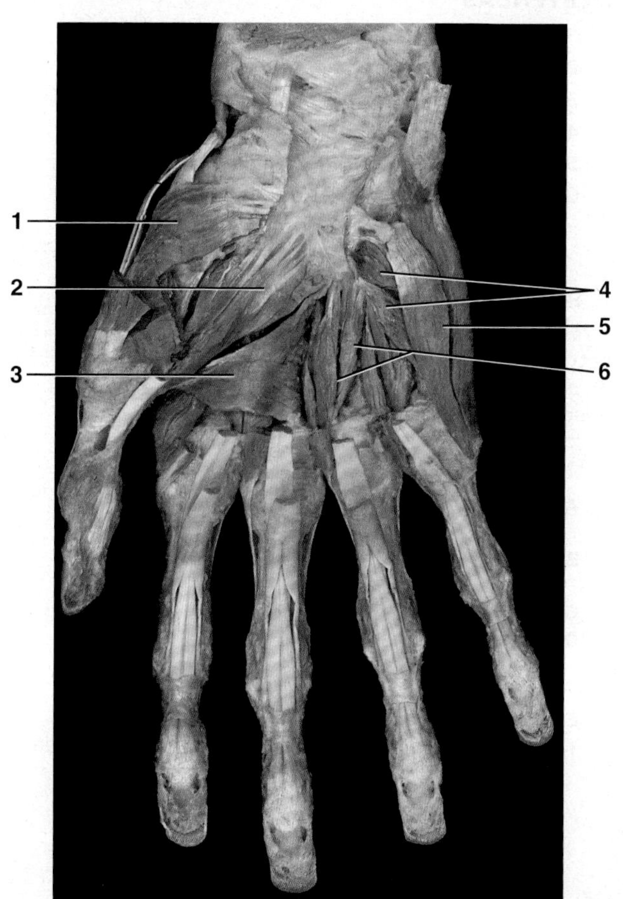

6.30

I. LEYENDAS

1. **Músculo oponente del pulgar**
2. **Cabeza oblicua del músculo aductor del pulgar**
3. **Cabeza transversa del músculo aductor del pulgar**
4. **Músculo oponente del dedo meñique**
5. **Músculo flexor corto del meñique**
6. **Segundo músculo interóseo palmar**

II. PREGUNTA

Una anciana ha tenido dificultad para sostener objetos entre el dedo índice y pulgar. Su médico sospecha que el músculo aductor del pulgar quizá no esté funcionando adecuadamente. ¿Cuál de los siguientes enunciados describe mejor la inervación del músculo aductor del pulgar?

- **A.** Ambas cabezas están inervadas por la rama profunda del nervio ulnar
- **B.** Ambas cabezas están inervadas por el nervio mediano
- **C.** Ambas cabezas están inervadas por el nervio radial
- **D.** La cabeza transversa está inervada por la rama profunda del nervio ulnar y la cabeza oblicua por el nervio mediano
- **E.** La cabeza transversa está inervada por el nervio mediano y la cabeza oblicua por la rama profunda del nervio ulnar

La respuesta es A

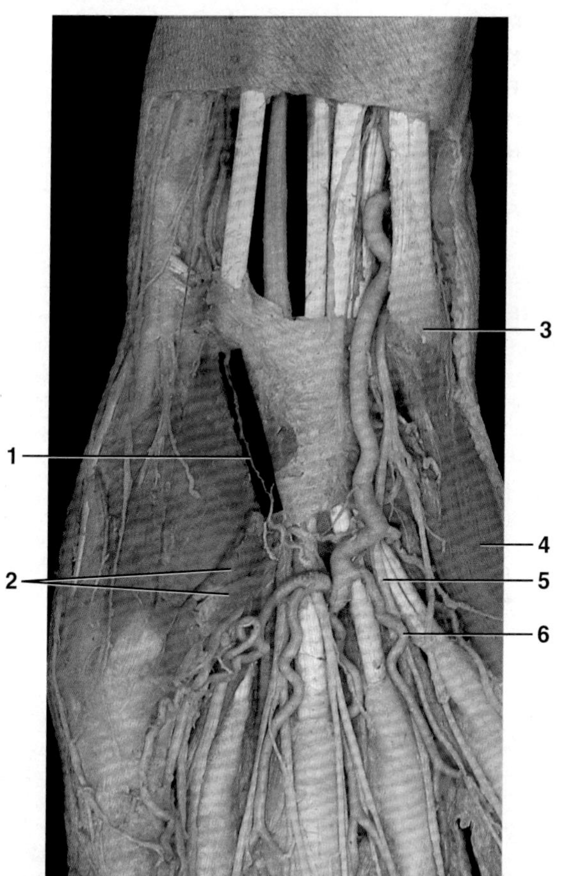
1
2
3
4
5
6

I. LEYENDAS

1. **Rama palmar superficial de la arteria radial**
2. **Músculo flexor corto del pulgar**
3. **Tendón del flexor ulnar del carpo**
4. **Músculo abductor del dedo meñique**
5. **Nervio digital palmar común de los dedos** (rama del nervio ulnar)
6. **Arteria digital palmar común**

II. PREGUNTA

Una mujer de 35 años de edad se corta la zona dorsal del quinto dedo (dedo meñique) con un cúter para papel. La herida fue lo suficiente profunda para que requiriera suturas. ¿Cuál nervio se tendría que haber anestesiado para permitir suturar sin dolor la herida?

A. Nervio radial superficial
B. Nervio radial profundo
C. Rama posterior cutánea del nervio ulnar
D. Rama recurrente del nervio mediano
E. Rama cutánea palmar del nervio mediano

La respuesta es C

Extremidad superior 6.32

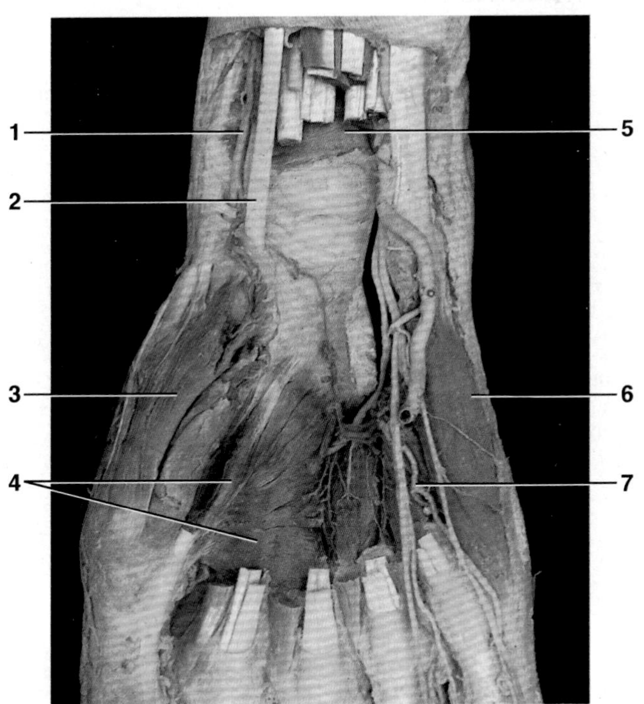

6.32

I. LEYENDAS

1. **Arteria radial**
2. **Tendón del músculo flexor radial del carpo**
3. **Músculo abductor corto del pulgar**
4. **Cabezas oblicua y transversal del músculo aductor del pulgar**
5. **Músculo pronador cuadrado**
6. **Músculo abductor del dedo meñique**
7. **Arteria digital palmar del quinto dedo**

II. PREGUNTA

Un hombre de 27 años de edad tiene una cortada causada por un cuchillo en el antebrazo que dañó su músculo flexor radial del carpo. ¿En cuál de los siguientes movimientos es probable que presente debilidad?

A. Flexión y extensión de la muñeca
B. Flexión y abducción de la muñeca
C. Flexión y aducción de la muñeca
D. Flexión de la muñeca y del pulgar
E. Flexión y oposición del pulgar

La respuesta es B

Extremidad superior

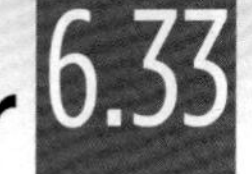

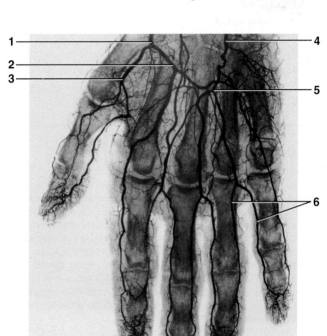

1
2
3
4
5
6

6.33

I. LEYENDAS

1. **Arteria radial**
2. **Arco palmar profundo**
3. **Arteria principal del pulgar**
4. **Arteria ulnar**
5. **Arco palmar superficial**
6. **Arterias digitales palmares propias**

II. ANATOMÍA CLÍNICA

La arteria principal del pulgar es la rama de la arteria radial ya que entra en la parte profunda de la palma; la arteria principal del pulgar pasa entre el primer músculo interóseo dorsal y la cabeza oblicua del aductor del pulgar. Después acompaña al primer hueso del metacarpo (lado medial) hasta la base de la falange proximal, en donde se encuentra en la parte profunda del tendón del músculo flexor largo del pulgar; después se divide en dos ramas para irrigar al dedo. Una de las razones por las que el médico palpa el pulso del paciente con las puntas de los dedos índice y medio es para evitar sentir su propio pulso de la arteria principal del pulgar.

Extremidad superior 6.34

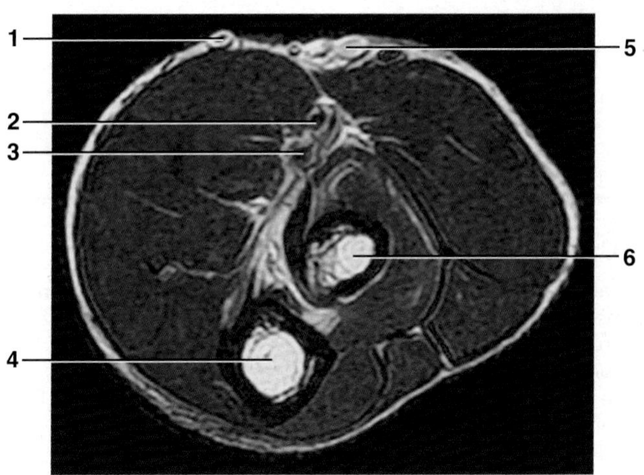

I. LEYENDAS

1. **Vena basílica**
2. **Arteria radial**
3. **Arteria ulnar**
4. **Ulna**
5. **Vena mediana ulnar**
6. **Radio**

II. ANATOMÍA CLÍNICA

Dada su posición superficial sobre la fosa del codo, la vena mediana ulnar se usa con frecuencia para punción venosa. Cruza la fosa del codo anterior a la aponeurosis bicipital, lo que ayuda a proteger las estructuras subyacentes dentro de la fosa del codo, principalmente la arteria braquial y el nervio mediano. Sin embargo, estas estructuras podrían lesionarse durante una punción venosa, si la aguja se inserta demasiado profundo o muy al centro de la fosa del codo.

Extremidad superior 6.35

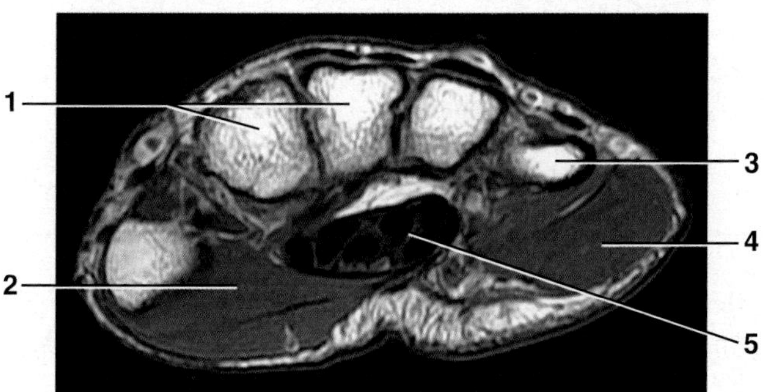

6.35

I. LEYENDAS

1. **Segundo y tercer metacarpianos**
2. **Músculos tenares**
3. **Quinto metacarpiano**
4. **Músculos hipotenares**
5. **Tendones de los músculos flexor superficial y profundo de los dedos**

II. ANATOMÍA CLÍNICA

En una IRM ponderada en T1 como ésta, la grasa es opaca. De manera que en esta imagen, en realidad es la médula de los huesos del metacarpo lo que los hace aparecer opacos. El hueso cortical circundante no tiene señal y por lo tanto aparece muy oscuro.

Cabeza y cuello

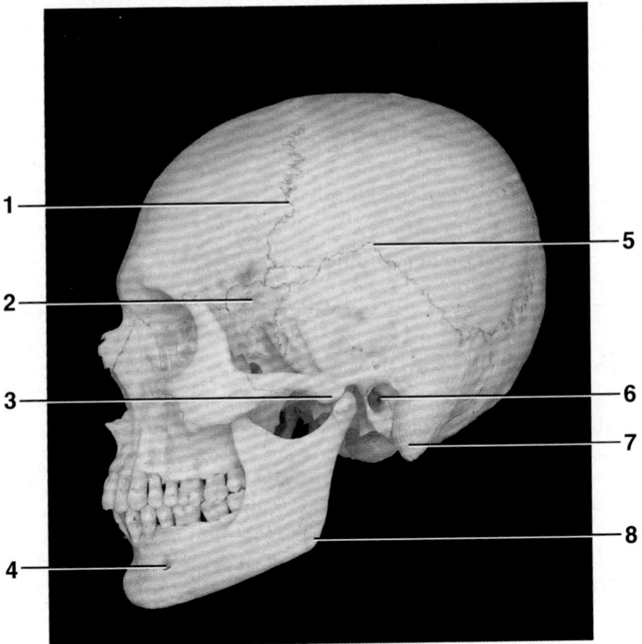

7.1

I. LEYENDAS

1. **Sutura coronal**
2. **Hueso esfenoides (ala mayor)**
3. **Tubérculo articular (hueso temporal)**
4. **Foramen mentoniano**
5. **Sutura escamosa**
6. **Meato acústico externo**
7. **Proceso mastoides**
8. **Ángulo de la mandíbula**

II. ANATOMÍA CLÍNICA

Si una persona pierde los dientes mandibulares, el proceso alveolar de la mandíbula (la porción que soporta a los dientes) se degenera. Cuando esto sucede, el foramen mentoniano a menudo se sitúa en la cara superior del cuerpo de la mandíbula de manera que al masticar se presiona el nervio que sale del foramen, el nervio mentoniano. Esto es muy doloroso para la persona cuando come, en especial si usa dentadura.

Cabeza y cuello

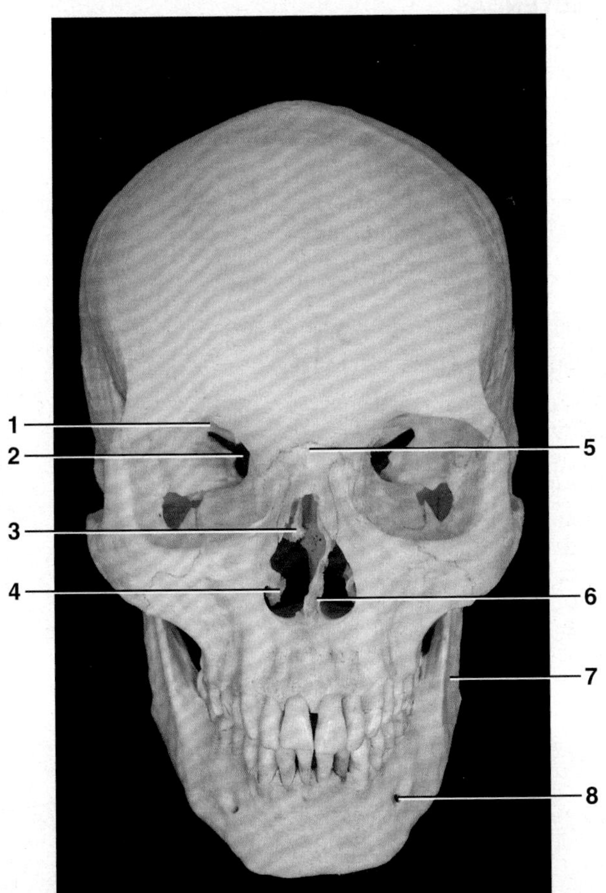

7.2

I. LEYENDAS

1. **Incisura y foramen supraorbitario**
2. **Fisura orbitaria superior**
3. **Concha nasal (cornete) medio**
4. **Concha nasal (cornete) inferior**
5. **Sutura frontonasal**
6. **Septum nasal (vómer)**
7. **Rama de la mandíbula**
8. **Foramen mentoniano**

II. PREGUNTA

Después de un traumatismo grave, un paciente tiene edema en la fisura orbitaria superior. ¿Cuál de los siguientes nervios no es probable que esté afectado por esta inflamación?

A. Troclear
B. Oculomotor
C. Maxilar
D. Frontal
E. Nasociliar

La respuesta es C

Cabeza y cuello

7.3

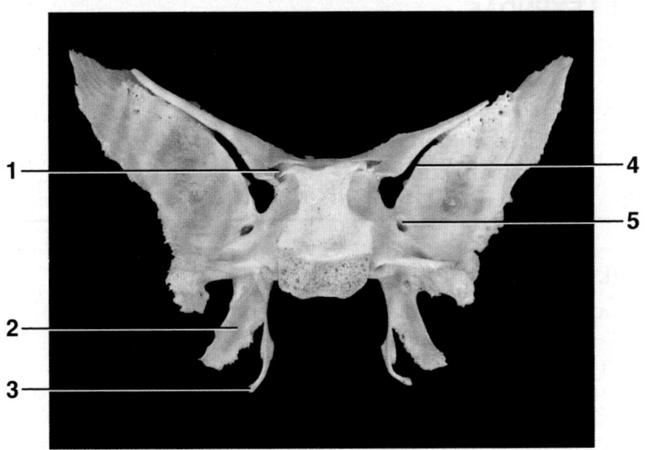

I. LEYENDAS

1. **Canal óptico**
2. **Lámina lateral del proceso pterigoides**
3. **Gancho del proceso pterigoides**
4. **Fisura orbitaria superior**
5. **Foramen redondo**

II. ANATOMÍA CLÍNICA

Conforme el nervio óptico (nervio craneal II) viaja dentro del canal óptico, el periostio del canal se adhiere firmemente a la duramadre que rodea al nervio. Esto puede ser importante en el traumatismo craneoencefálico porque un golpe en la cabeza puede provocar que las fibras del nervio presenten cizallamiento por esta fijación. Esto puede ocasionar un traumatismo "indirecto" para el nervio (desgarro de fibras) y causar anormalidades visuales, que incluyen ceguera.

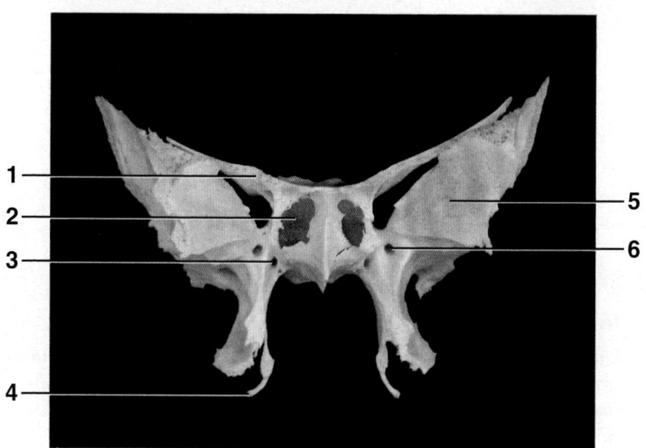
1
2
3
4
5
6

7.4

I. LEYENDAS

1. **Ala menor del hueso esfenoides**
2. **Seno esfenoidal**
3. **Conducto pterigoideo**
4. **Gancho del proceso pterigoides**
5. **Superficie orbitaria del ala mayor del esfenoides**
6. **Foramen redondo**

II. PREGUNTA

Después de un traumatismo craneoencefálico, la TC revela una fractura que pasa a través del foramen redondo. ¿Cuál de las siguientes opciones no coincide con la transección del nervio que pasa a través de este conducto?

A. Pérdida de la salivación de la glándula parótida
B. Disminución de las lágrimas
C. Disminución de las secreciones nasales
D. Disminución del sentido del gusto proveniente del paladar duro
E. Disminución del sentido del gusto proveniente del paladar blando

La respuesta es A

Cabeza y cuello

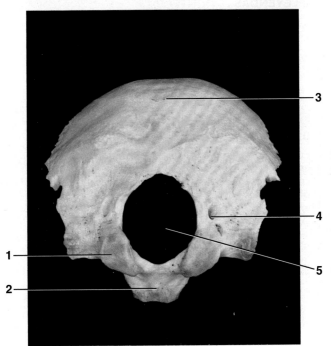

3
4
1
5
2

7.5

I. LEYENDAS

1. **Cóndilo occipital**
2. **Tubérculo faríngeo**
3. **Protuberancia occipital externa**
4. **Canal condíleo**
5. **Foramen magno**

II. PREGUNTA

En un paciente con un tumor que comprime las estructuras que pasan a través del foramen magno, ¿cuál de los siguientes datos se esperaría ver además de los signos neurológicos que afectan al dorso y las extremidades?

A. Dificultad para hablar
B. Dificultad para deglutir
C. Disminución del flujo sanguíneo al cerebro
D. Disminución de la agudeza auditiva
E. Disminución de la presión del LCE

La respuesta es C

Cabeza y cuello

7.6

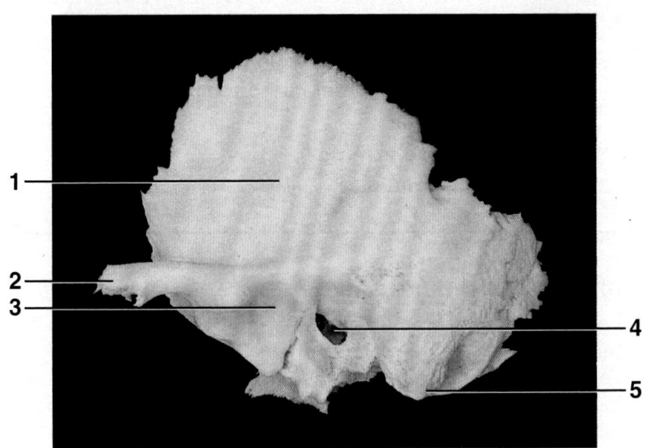

I. LEYENDAS

1. **Parte escamosa del hueso temporal**
2. **Proceso cigomático del hueso temporal**
3. **Fosa mandibular**
4. **Meato acústico externo**
5. **Proceso mastoides**

II. ANATOMÍA CLÍNICA

La articulación que está entre la mandíbula y el hueso temporal (articulación temporomandibular [ATM]) se localiza en la fosa mandibular. Esta articulación es bicondilar, en realidad incluye las articulaciones de ambos lados. Dentro de cada ATM, hay un disco articular que separa la articulación en cavidades articulares superior e inferior. La cavidad articular superior es deslizante, lo que permite la protrusión y retrusión de la mandíbula. La cavidad articular inferior principalmente actúa como gínglimo, pero se permite cierta rotación. Esto se asocia con el movimiento de trituración de los dientes durante la masticación. Otro ejemplo de una articulación bicondilar es la rodilla, aunque en este caso, los dos cóndilos están contenidos dentro de cada cavidad articular.

Cabeza y cuello

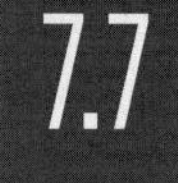

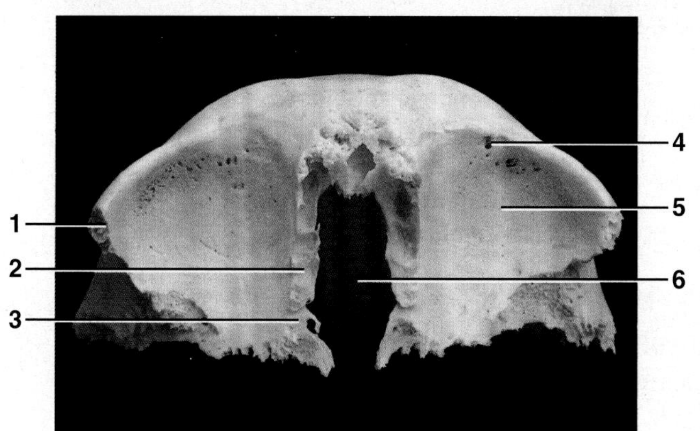

I. LEYENDAS

1. **Proceso cigomático del hueso frontal**
2. **Foramen etmoidal anterior (conducto)**
3. **Foramen etmoidal posterior (conducto)**
4. **Incisura y foramen supraorbitario**
5. **Lámina orbitaria del hueso frontal**
6. **Incisura etmoidal**

II. PREGUNTA

Un boxeador de 28 años de edad recibe un puñetazo en la cara, y los huesos que forman el arco cigomático se fracturan. Algunos de los fragmentos óseos ahora están incrustados en el músculo que se ubica en la profundidad (en la zona medial) del arco. Este músculo es:

A. Temporal
B. Masetero
C. Cigomático mayor
D. Pterigoide lateral
E. Pterigoide medial

La respuesta es A

Cabeza y cuello

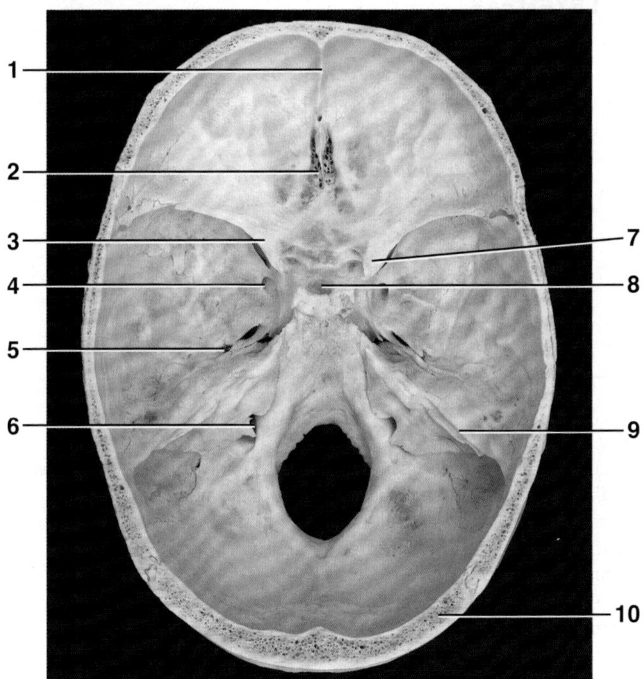

I. LEYENDAS

1. **Cresta frontal**
2. **Lámina cribosa del etmoides**
3. **Ala inferior del esfenoides**
4. **Foramen redondo**
5. **Foramen espinoso**
6. **Foramen yugular**
7. **Proceso clinoides anterior**
8. **Silla turca (fosa hipofisaria)**
9. **Surco para el seno petroso superior**
10. **Díploe**

II. ANATOMÍA CLÍNICA

Los filamentos del nervio olfatorio pasan desde la mucosa olfatoria en la parte superior de la cavidad nasal a través de los forámenes de la lámina cribosa para llegar al bulbo olfatorio del cerebro. Juntos, estos filamentos nerviosos forman el segundo nervio craneal, el nervio olfatorio.
Se cree que algunas afecciones neurológicas como la enfermedad de Parkinson se pueden desarrollar como resultado de los virus que siguen estos nervios a través de estos forámenes para llegar al cerebro.

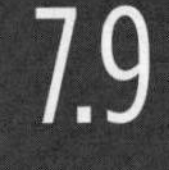

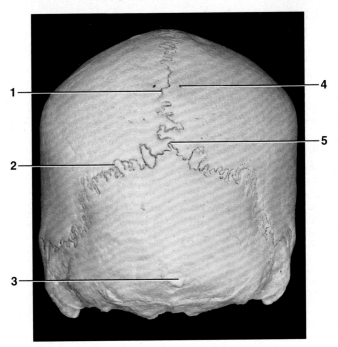

Cabeza y cuello

I. LEYENDAS

1. **Sutura sagital**
2. **Sutura lambdoidea**
3. **Protuberancia occipital externa**
4. **Foramen parietal**
5. **Lambda**

II. ANATOMÍA CLÍNICA

Las venas emisarias pasan a través de los forámenes parietales conectando las venas de la piel cabelluda con el seno sagital superior. Estas venas no tienen válvulas y por lo tanto pueden transmitir trombos infectados desde la piel cabelluda hasta la cavidad craneal, lo que produce encefalitis.

Cabeza y cuello

7.10

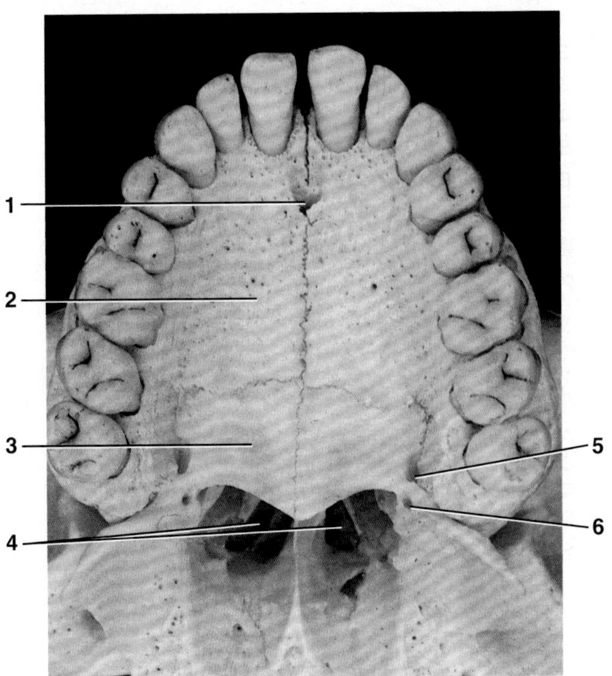

I. LEYENDAS

1. **Fosa incisiva**
2. **Proceso palatino del maxilar**
3. **Lámina horizontal del hueso palatino**
4. **Coanas**
5. **Foramen palatino mayor**
6. **Foramen palatino menor**

II. PREGUNTA

Un dentista está a punto de inyectar una solución anestésica a través de la fosa incisiva para anestesiar la parte anterior del paladar duro. El nervio que pasa a través de este foramen es una rama de:

A. Nervio nasal lateral
B. Nervio facial
C. Nervio lingual
D. Nervio nasopalatino
E. Nervio glosofaríngeo

La respuesta es D

Cabeza y cuello

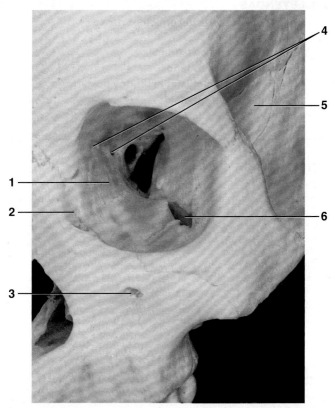

4
5
1
2
6
3

I. LEYENDAS

1. **Lámina orbitaria del etmoides (lámina perpendicular)**
2. **Fosa para el saco lagrimal**
3. **Foramen infraorbitario**
4. **Forámenes etmoidales anterior y posterior**
5. **Ala mayor del esfenoides**
6. **Fisura orbitaria inferior**

II. ANATOMÍA CLÍNICA

La lámina perpendicular es la parte del etmoides que forma la pared medial de la órbita. Es muy delgada y por lo tanto se rompe con facilidad cuando hay una fractura orbitaria, como sucede cuando una persona es golpeada en la órbita por un objeto contuso como una pelota de Softbol. Este borde de paredes delgadas también puede ser penetrado por infecciones, lo que permite que se diseminen desde el seno etmoidal hasta la órbita.

Cabeza y cuello

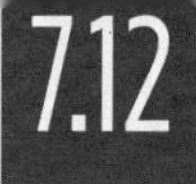

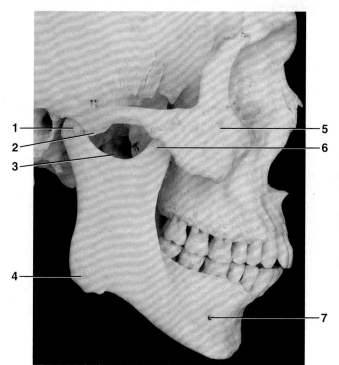

1
2
3
4
5
6
7

7.12

I. LEYENDAS

1. **Proceso condilar**
2. **Tubérculo articular**
3. **Incisura mandibular**
4. **Ángulo de la mandíbula**
5. **Hueso cigomático**
6. **Proceso coronoides**
7. **Foramen mentoniano**

II. PREGUNTA

Una paciente de 36 años de edad tiene dificultad para abrir la boca contra resistencia. ¿En cuál de los siguientes músculos que se insertan en el cóndilo mandibular se esperaría encontrar daño?

- **A.** Pterigoides medial
- **B.** Pterigoides lateral
- **C.** Vientre anterior del digástrico
- **D.** Buccinador
- **E.** Masetero

La respuesta es B

Cabeza y cuello

1
2
3
4
5
6
7

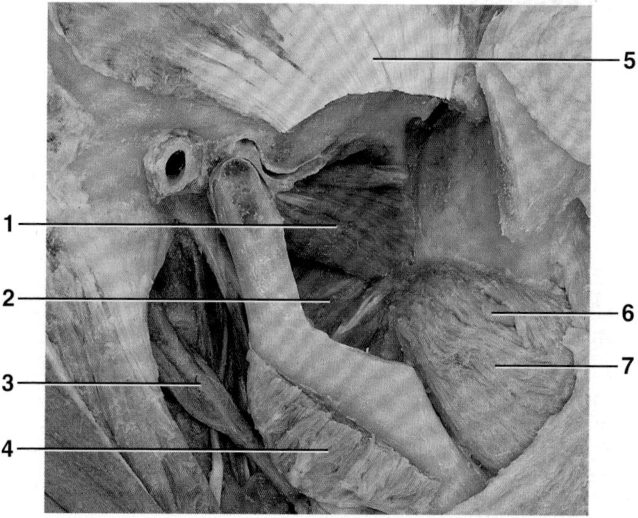

7.13

I. LEYENDAS

1. **Músculo pterigoides lateral**
2. **Músculo pterigoides medial**
3. **Vientre posterior del músculo digástrico**
4. **Músculo masetero**
5. **Músculo temporal**
6. **Conducto parotídeo** (seccionado)
7. **Músculo buccinador**

II. PREGUNTA

A un paciente de 47 años de edad continuamente al masticar se le atora la comida entre los dientes y el carrillo en el lado izquierdo de la boca. Se sospecha que se ha paralizado el buccinador izquierdo. ¿Por cuál de los siguientes nervios está inervado este músculo?

A. Lingual
B. Facial
C. Glosofaríngeo
D. Temporal profundo
E. Vago

La respuesta es B

Cabeza y cuello

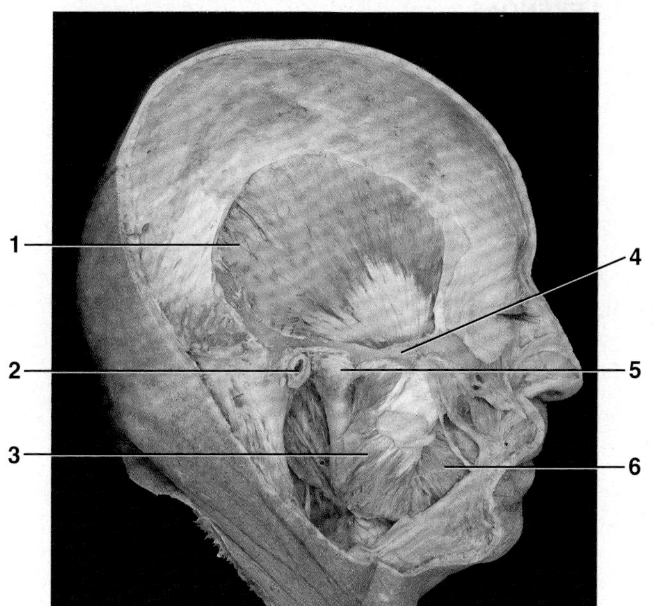

I. LEYENDAS

1. **Músculo temporal**
2. **Meato acústico externo**
3. **Músculo masetero**
4. **Arco cigomático**
5. **Articulación temporomandibular**
6. **Músculo buccinador**

II. PREGUNTA

Se sospecha que un paciente tiene parálisis del nervio facial (parálisis de Bell). ¿Cuál de los siguientes músculos no estaría afectado?

A. Buccinador
B. Orbicular del ojo
C. Temporal
D. Orbicular de la boca
E. Platisma

La respuesta es C

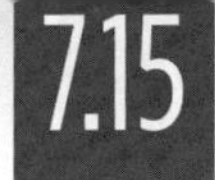

3

1

2

4

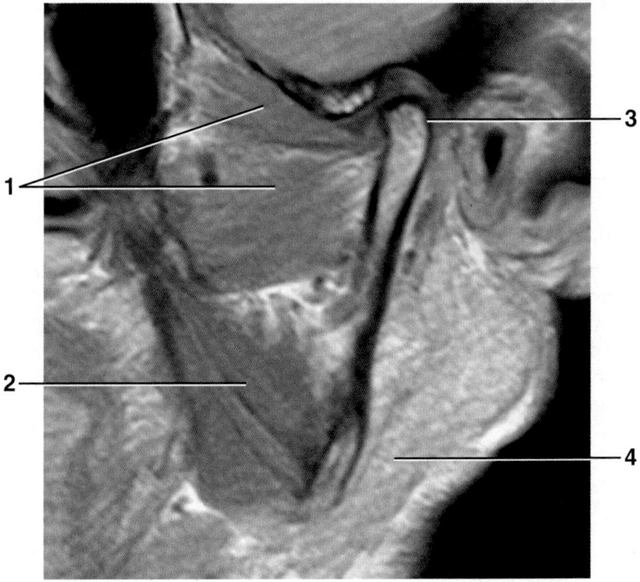

I. LEYENDAS

1. **Músculos pterigoides laterales**
2. **Músculos pterigoides mediales**
3. **Articulación temporomandibular**
4. **Mandíbula**

II. ANATOMÍA CLÍNICA

La articulación temporomandibular (ATM) se puede luxar en sentido anterior (incluso por un bostezo excesivo) de manera que el cóndilo mandibular se sitúa en una posición anterior al tubérculo articular del hueso temporal. Para reacomodarla se debe empujar el cuerpo de la mandíbula hacia abajo y después hacia atrás.

Cabeza y cuello

7.16

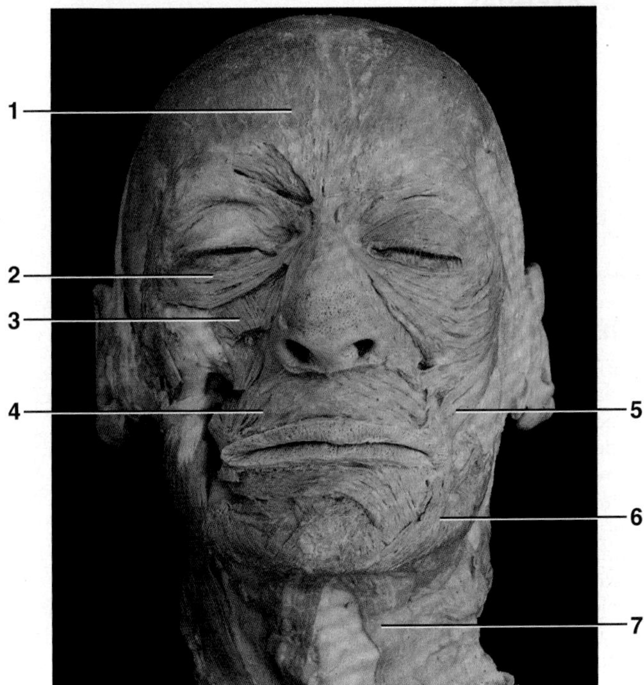

I. LEYENDAS

1. **Vientre frontal del músculo occipitofrontal**
2. **Parte palpebral del músculo orbicular del ojo**
3. **Músculo elevador del labio superior**
4. **Músculo orbicular de la boca**
5. **Músculo cigomático mayor**
6. **Músculo depresor del ángulo de la boca**
7. **Músculo platisma**

II. ANATOMÍA CLÍNICA

El músculo depresor del ángulo de la boca está inervado por la rama mandibular marginal del nervio facial. Este nervio transcurre muy superficial (inmediatamente por debajo del músculo platisma) a lo largo del cuerpo de la mandíbula y se corta con facilidad durante una cirugía facial. Aunque la pérdida de este músculo parecería una lesión trivial, no lo es porque el depresor del ángulo de la boca es muy importante para realizar las expresiones faciales normales, incluida la sonrisa. Por lo general, el cirujano facial trata de trabajar en un plano superficial al músculo platisma en esta región de manera que no pueda cortar en forma inadvertida al nervio.

Cabeza y cuello

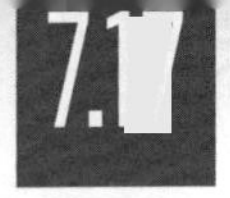

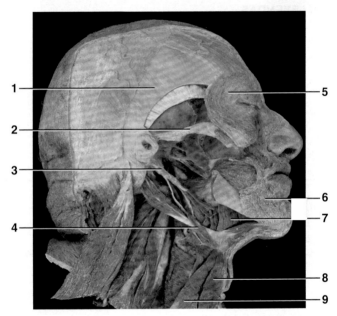

I. LEYENDAS

1. **Fascia temporal**
2. **Arco cigomático**
3. **Proceso estiloides**
4. **Músculo estilohioideo**
5. **Parte orbitaria del músculo orbicular del ojo**
6. **Músculo depresor del ángulo de la boca**
7. **Músculo milohioideo**
8. **Músculo esternohioideo**
9. **Músculo omohioideo**

II. ANATOMÍA CLÍNICA

El síndrome de Eagle (síndrome proceso estiloides-arteria carótida) es una afección relacionada con un proceso estiloides excepcionalmente grande (más de 30 mm) que interfiere con las estructuras adyacentes. El paciente casi siempre se presenta con dolor de garganta unilateral, dificultades para deglutir, acúfenos, dolor facial y cervical, y dolor de oído. El proceso estiloides elongado también puede comprimir la arteria carótida interna en particular cuando se gira la cabeza.

Cabeza y cuello

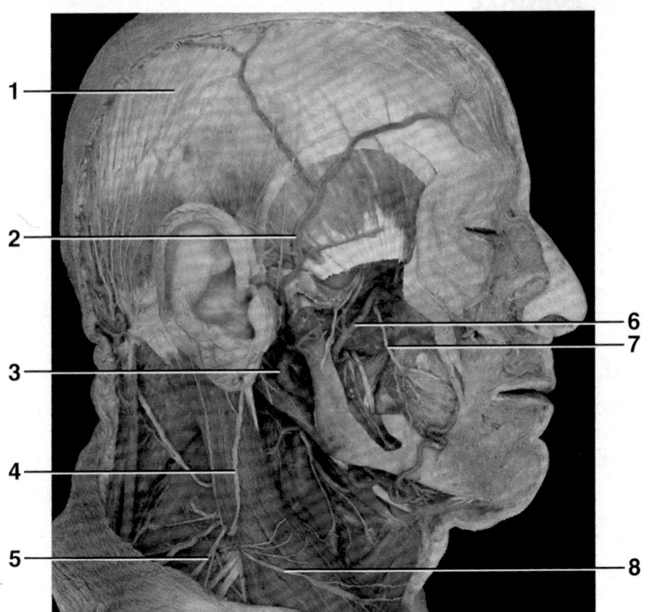

I. LEYENDAS

1. **Aponeurosis epicraneal (galea aponeurótica)**
2. **Arteria temporal superficial**
3. **Arteria carótida externa**
4. **Nervio auricular mayor**
5. **Nervios supraclaviculares**
6. **Arteria maxilar**
7. **Nervio bucal** (del nervio trigémino)
8. **Nervio transverso del cuello**

II. ANATOMÍA CLÍNICA

Los nervios supraclaviculares proporcionan inervación cutánea al cuello y el hombro y contienen elementos neurales provenientes del tercer y cuarto nervios cervicales. El nervio frénico inerva al diafragma, y también contiene elementos neurales provenientes del tercer y cuarto nervios cervicales. Esto explica por qué el dolor del diafragma y del área circundante se puede irradiar al hombro.

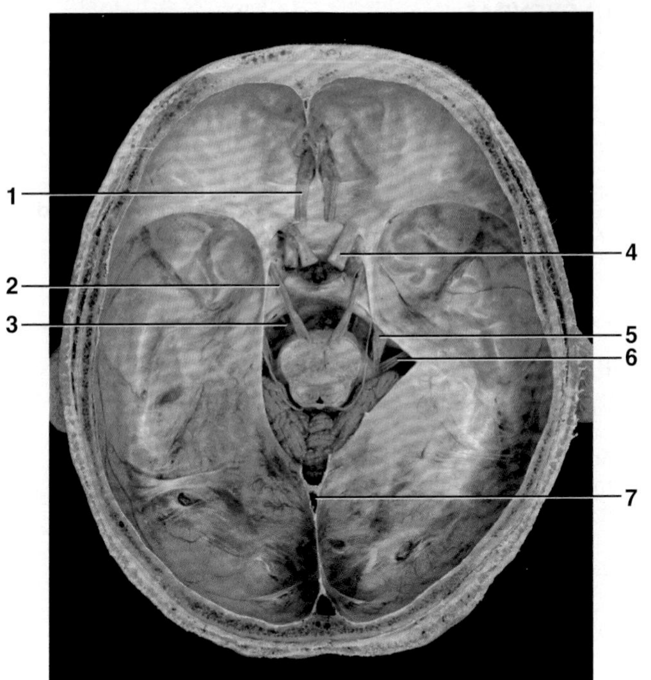
1
2
3
4
5
6
7

7.19

I. LEYENDAS

1. **Tracto olfatorio**
2. **Nervio oculomotor (nervio craneal III)**
3. **Nervio abducens (nervio craneal VI)**
4. **Nervio óptico (nervio craneal II)**
5. **Nervio trigémino (nervio craneal V)**
6. **Nervio facial (nervio craneal VII), nervio intermedio y nervio vestibulococlear (nervio craneal VIII)**
7. **Seno recto**

II. PREGUNTA

Una mujer con diabetes de 59 años de edad ha estado presentando diplopia y tiene una gran dificultad para la abducción del ojo izquierdo sin elevarlo o levantarlo al mismo tiempo. ¿Cuál de los siguientes nervios del lado izquierdo es probable que la paciente tenga dañado?

A. Oculomotor
B. Frontal
C. Abducens
D. Troclear
E. Lagrimal

La respuesta es C

Cabeza y cuello

7.20

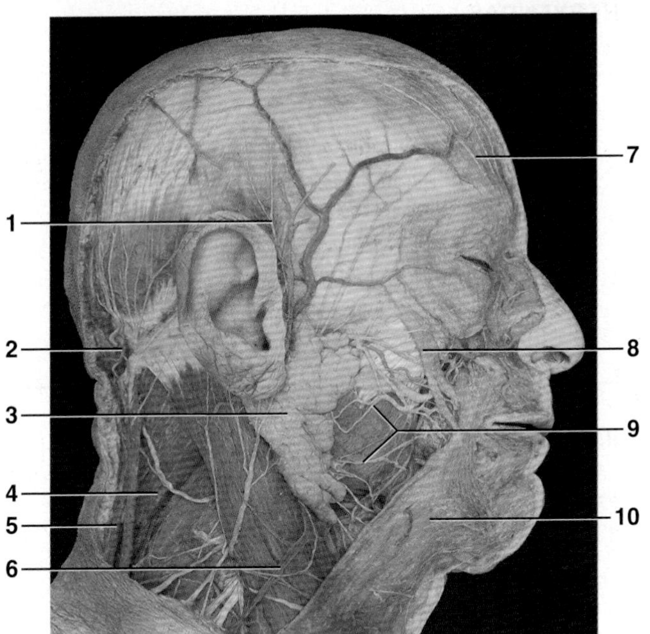

I. LEYENDAS

1. **Nervio auriculotemporal**
2. **Arteria occipital**
3. **Glándula parótida**
4. **Músculo esplenio de la cabeza**
5. **Músculo trapecio**
6. **Vena yugular externa**
7. **Nervios supraorbitarios**
8. **Músculo cigomático mayor**
9. **Ramas cigomágica y bucal del nervio facial**
10. **Músculo platisma**

II. ANATOMÍA CLÍNICA

Las células secretoras dentro de la glándula parótida están inervadas por el nervio glosofaríngeo (IX). Sin embargo, las fibras parasimpáticas posganglionares para esta glándula hacen sinapsis en el ganglio ótico en la fosa infratemporal y después viajan con el nervio auriculotemporal para llegar a la glándula. Este es un ejemplo en el cual las fibras autónomas en la cabeza "consiguen un viaje" con las ramas del nervio trigémino para llegar a su destino.

Cabeza y cuello

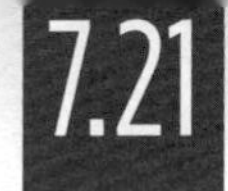

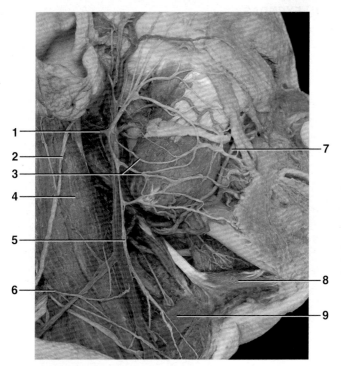

I. LEYENDAS

1. **Nervio facial (nervio craneal VII)**
2. **Nervio auricular mayor**
3. **Plexo parotídeo**
4. **Músculo esternocleidomastoideo**
5. **Rama cervical del nervio facial**
6. **Nervio cervical transverso**
7. **Arteria facial**
8. **Vientre anterior del músculo digástrico**
9. **Músculo omohioideo**

II. PREGUNTA

La tortícolis se relaciona con espasticidad, ¿en cuál de los siguientes músculos?

A. Músculo esternocleidomastoideo
B. Músculo omohioideo
C. Músculo digástrico (ambos vientres)
D. Músculo cigomático mayor
E. Músculo orbicular de la boca

La respuesta es A

Cabeza y cuello

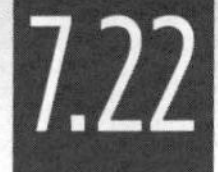

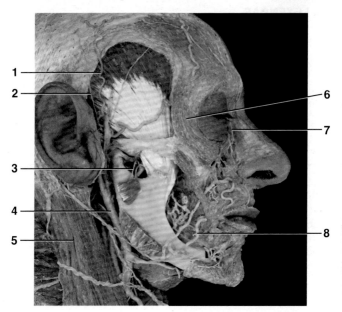

1
2
3
4
5
6
7
8

7.22

I. LEYENDAS

1. **Arteria temporal superficial**
2. **Nervio auriculotemporal**
3. **Arteria masetérica y nervio masetérico**
4. **Arteria carótida externa**
5. **Músculo esternocleidomastoideo**
6. **Músculo orbicular del ojo**
7. **Arteria angular**
8. **Arteria facial**

II. ANATOMÍA CLÍNICA

El músculo orbicular del ojo cierra el ojo y está inervado por el nervio facial. En la parálisis de Bell, este nervio se debilita o se paraliza temporalmente, y el paciente en ocasiones requiere un parche ocular para proteger el ojo.

Cabeza y cuello

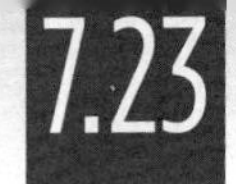

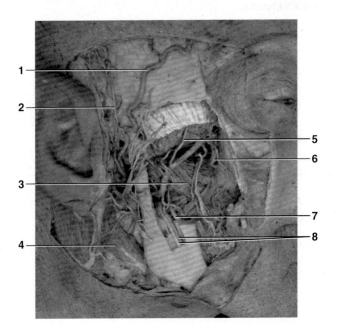

1
2
3
4
5
6
7
8

I. LEYENDAS

1. **Rama frontal de la arteria temporal superficial**
2. **Nervio auriculotemporal**
3. **Músculo pterigoides lateral**
4. **Vientre posterior del músculo digástrico**
5. **Arteria temporal profunda**
6. **Arteria alveolar superior posterior**
7. **Nervio lingual**
8. **Arteria y nervio alveolar inferior** (conducto mandibular abierto)

II. ANATOMÍA CLÍNICA

Los nervios alveolar inferior y lingual por lo general se anestesian cuando los dentistas trabajan con los dientes inferiores. En ocasiones, la inyección daña los nervios y produce anestesia o parestesia de los dientes, lengua, boca y mentón de ese lado que se puede prolongar y ser muy molesto para el paciente. El mentón se siente adormecido porque el nervio mentoniano es una rama terminal del nervio alveolar inferior.

Cabeza y cuello

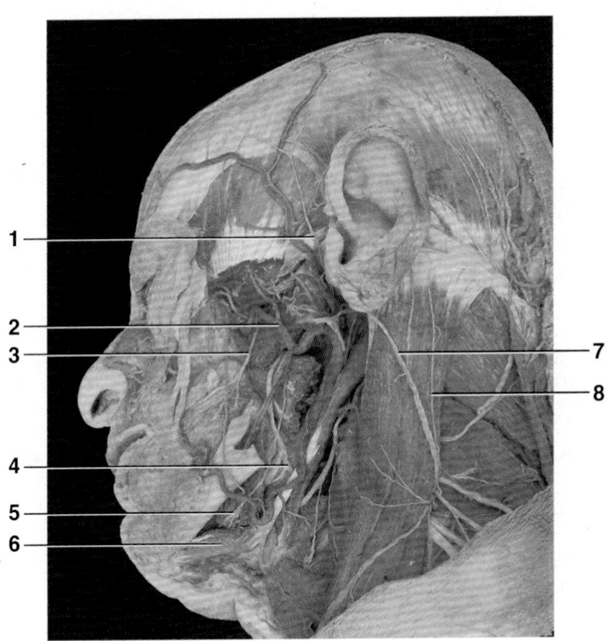

7.24

I. LEYENDAS

1. **Arteria temporal superficial y nervio auriculotemporal**
2. **Arteria maxilar**
3. **Nervio bucal** (o nervio trigémino)
4. **Ganglio submandibular**
5. **Nervio milohioideo**
6. **Vientre anterior del músculo digástrico**
7. **Nervio auricular mayor**
8. **Nervio occipital menor**

II. PREGUNTA

Una infección del ganglio submandibular afectaría:

A. El sentido del gusto en los dos tercios anteriores de la lengua
B. El sentido del gusto en el tercio posterior de la lengua
C. Los movimientos de la lengua
D. El flujo sanguíneo a la lengua
E. La salivación proveniente de la glándula sublingual

La respuesta es E

Cabeza y cuello

7.25

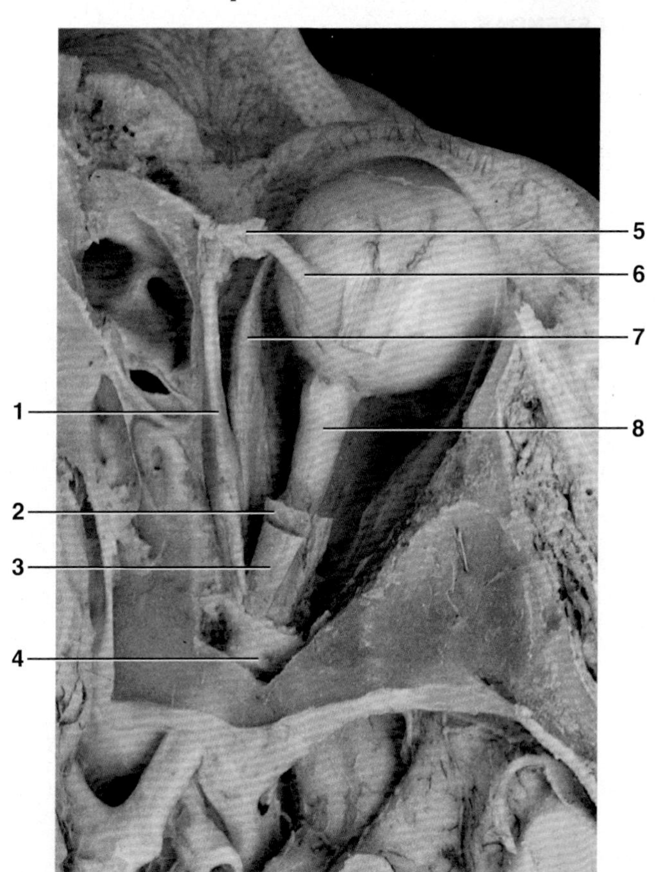

I. LEYENDAS

1. **Músculo oblicuo superior**
2. **Músculo recto superior**
3. **Músculo elevador del párpado superior**
4. **Anillo tendinoso común (*annulus tendineus*)**
5. **Tróclea**
6. **Tendón del músculo oblicuo superior**
7. **Músculo recto medial**
8. **Nervio óptico** (parte extracraneal)

II. PREGUNTA

Un hombre de 62 años de edad ha perdido la función de su músculo oblicuo superior. Se esperaría que la diplopia fuera más pronunciada cuando mira hacia:

A. Superior
B. Inferior
C. Hacia medial
D. Hacia lateral
E. Superior y hacia medial

La respuesta es B

Cabeza y cuello

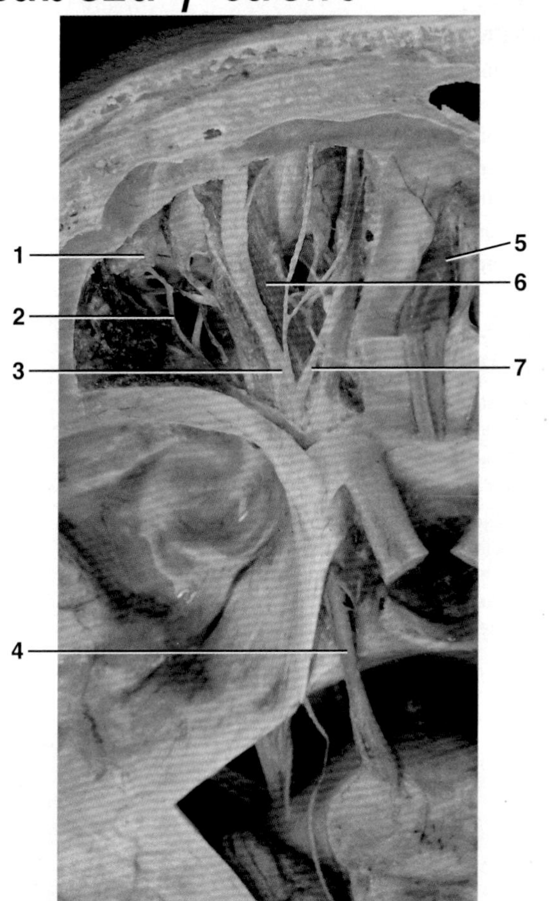

7.26

I. LEYENDAS

1. **Glándula lagrimal**
2. **Nervio lagrimal**
3. **Nervio frontal**
4. **Nervio oculomotor (nervio craneal III)**
5. **Bulbo olfatorio**
6. **Músculo elevador del párpado superior**
7. **Nervio troclear (nervio craneal IV)**

II. PREGUNTA

Un paciente anciano se queja de una afección que por lo general se presenta en los adultos mayores como resultado de los cambios en la glándula lagrimal. Lo más probable es que el paciente presente:

A. Ojos secos
B. Visión nocturna deficiente
C. Visión para leer deficiente
D. Visión borrosa
E. Destellos

La respuesta es A

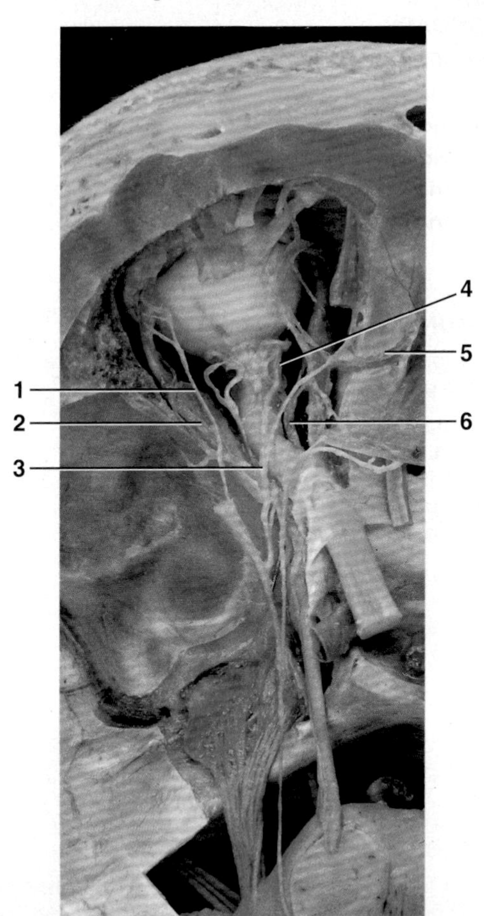
4
5
1
2
6
3

7.27

I. LEYENDAS

1. **Arteria y nervio lagrimal**
2. **Músculo recto lateral**
3. **Nervio nasociliar**
4. **Nervio ciliar largo**
5. **Arteria y nervio etmoidal anterior**
6. **Arteria oftálmica**

II. PREGUNTA

La alteración de la inervación simpática a la órbita provocaría una de las siguientes opciones:

A. Dilatación pupilar
B. Pérdida de la acomodación cercana
C. Ptosis (ojo caído)
D. Incapacidad para producir lágrimas
E. Protrusión del globo ocular (exoftalmos)

La respuesta es C

Cabeza y cuello

7.28

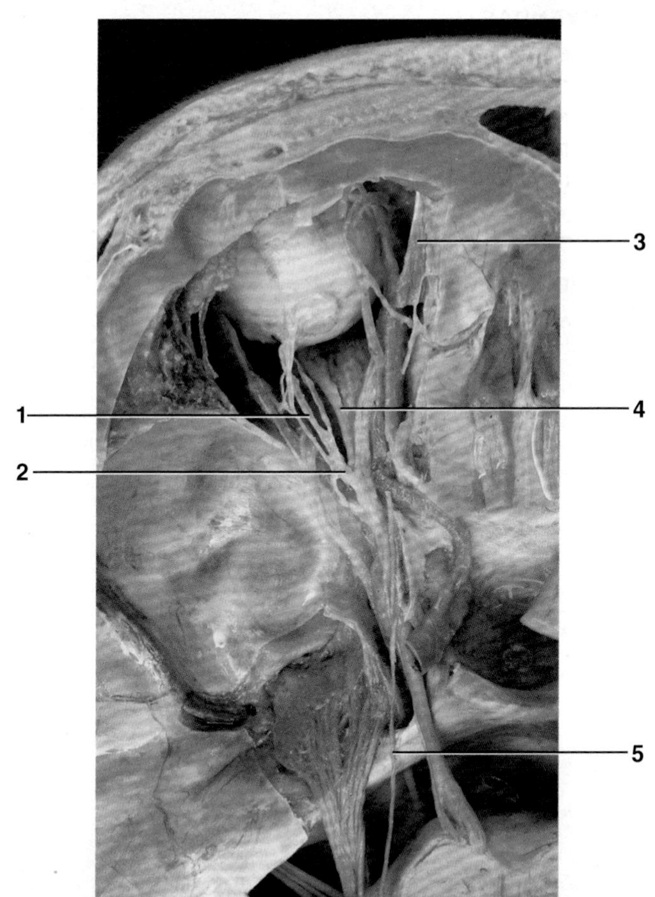

I. LEYENDAS

1. **Nervios ciliares cortos**
2. **Ganglio ciliar**
3. **Músculo oblicuo superior**
4. **Rama inferior del nervio oculomotor**
5. **Nervio troclear** (parte intracraneal)

II. PREGUNTA

Una paciente de 23 años de edad se presenta con infección del ganglio ciliar, es probable que presente:

A. Ojos secos
B. Dificultades para leer
C. Incapacidad para la abducción completa del ojo
D. Dificultad con la visión nocturna
E. Pérdida de sensibilidad en la córnea

La respuesta es B

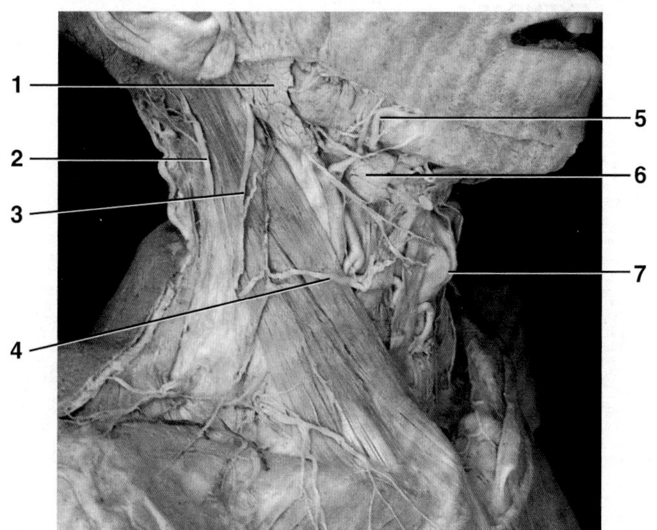
1
2
3
4
5
6
7

7.29

I. LEYENDAS

1. **Glándula parótida**
2. **Nervio occipital menor**
3. **Nervio auricular mayor**
4. **Nervio transverso del cuello**
5. **Arteria facial**
6. **Glándula submandibular**
7. **Cartílago tiroides**

II. PREGUNTA

La glándula submandibular recibe su inervación parasimpática por medio de:

A. Ganglio ótico
B. Nervio facial
C. Nervio glosofaríngeo
D. Nervio maxilar
E. Nervio vago

La respuesta es B

Cabeza y cuello

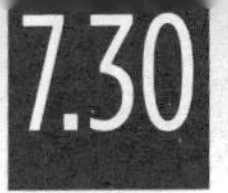

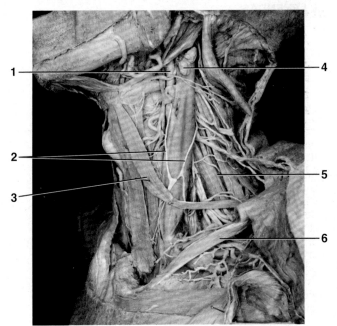

1
4
2
5
3
6

I. LEYENDAS

1. **Arteria carótida externa**
2. **Asa cervical**
3. **Vientre superior del músculo omohioideo**
4. **Ganglio linfático cervical superficial**
5. **Músculo escaleno medio**
6. **Músculo subclavio**

II. ANATOMÍA CLÍNICA

En el cuello se encuentran 300 de los casi 800 nódulos linfáticos del cuerpo. Los nódulos linfáticos de la cabeza y cuello están dispuestos en dos anillos horizontales y dos cadenas verticales en cada lado del cuello. El anillo externo (superficial) consta de los nódulos occipital, preauricular (parótida), submandibular y submentonianos; el anillo interno (profundo) está formado por grupos de tejido linfático asociado con la mucosa (MALT, *mucosa-associated lymphoid tissue*) localizado principalmente en la nasofaringe y la orofaringe (anillo de Waldeyer). La cadena vertical consta de los grupos superior e inferior de nódulos linfáticos profundos relacionados con la vaina carotídea (grupos yugulares). Todos los vasos linfáticos de la cabeza y el cuello drenan en los nódulos cervicales profundos, ya sea directamente de los tejidos o de manera indirecta por medio de los nódulos en grupos periféricos. La linfa regresa a la circulación venosa sistémica por medio del conducto linfático derecho o por el conducto torácico.

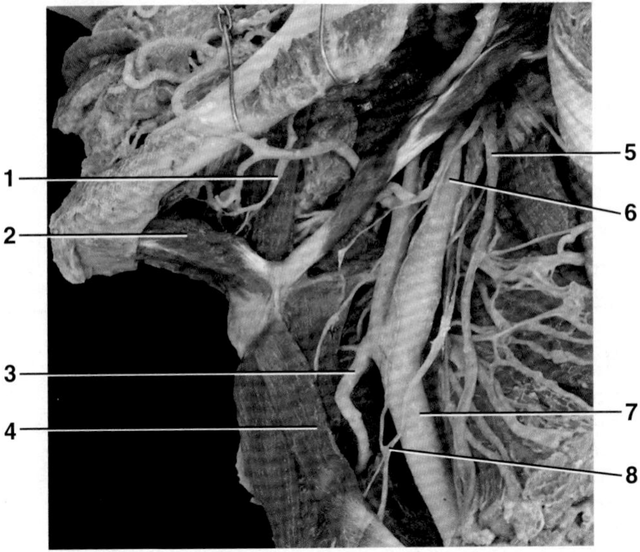

Cabeza y cuello

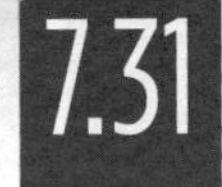

1
2
3
4
5
6
7
8

7.31

I. LEYENDAS

1. **Nervio milohioideo**
2. **Vientre anterior del músculo digástrico**
3. **Arteria tiroidea superior**
4. **Músculo omohioideo**
5. **Nervio vago (nervio craneal X)**
6. **Arteria carótida interna**
7. **Arteria carótida común**
8. **Asa cervical**

II. ANATOMÍA CLÍNICA

Por lo general, las arterias carótida común e interna no tienen ramas en el cuello. La carótida interna tiene muchas ramas, y normalmente la arteria tiroidea superior es la primera (la más inferior). Esta arteria se liga durante la extirpación quirúrgica de la glándula tiroides. La arteria tiroidea inferior también irriga a la glándula, y surge del tronco tirocervical de la arteria subclavia.

Cabeza y cuello

7.32

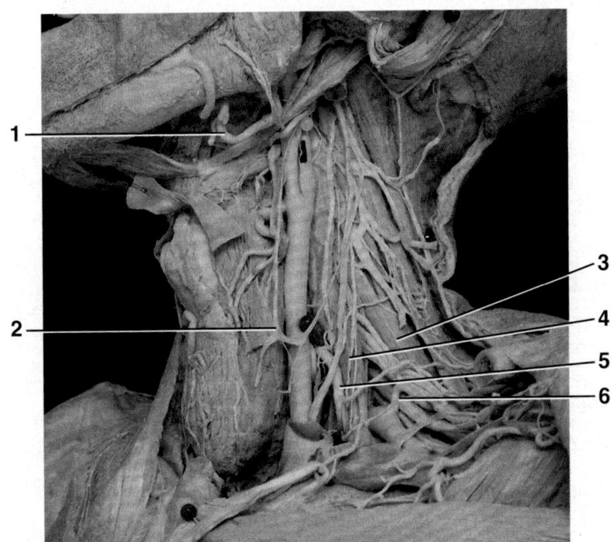

7.32

I. LEYENDAS

1. **Arteria facial**
2. **Asa cervical**
3. **Músculo escaleno medio**
4. **Músculo escaleno anterior**
5. **Arteria tiroidea inferior**
6. **Arteria dorsal de la escápula**

II. PREGUNTA

Cuando se requiere inyectar un anestésico en el plexo braquial para realizar un procedimiento quirúrgico en la extremidad superior, un método es ubicar el músculo escaleno anterior en el cuello. Este músculo se localiza:

A. Anterior al tronco superior pero posterior al tronco inferior y medio del plexo braquial
B. Posterior al tronco inferior pero anterior a los troncos medio y superior
C. Lateral a todos los troncos
D. Anterior a todos los troncos
E. Posterior a todos los troncos

La respuesta es D

Cabeza y cuello

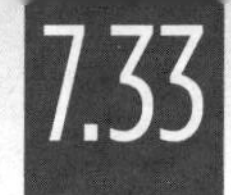

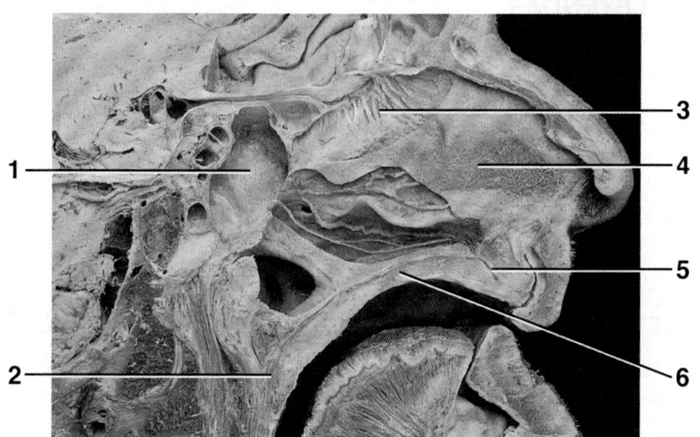

7.33

I. LEYENDAS

1. **Seno esfenoidal**
2. **Úvula**
3. **Nervios olfatorios**
4. **Septum nasal**
5. **Canal incisivo con nervio nasopalatino**
6. **Paladar duro**

II. PREGUNTA

Una paciente de 45 años de edad tiene sangrado grave proveniente del septum nasal. La presión sobre una de las siguientes arterias tendría el mayor efecto para reducir el flujo de la sangre arterial que fluye desde su fosa nasal izquierda:

- **A.** Carótida externa izquierda
- **B.** Carótida interna izquierda
- **C.** Oftálmica izquierda
- **D.** Faríngea ascendente izquierda
- **E.** Etmoidal posterior izquierda

La respuesta es A

Cabeza y cuello

7.34

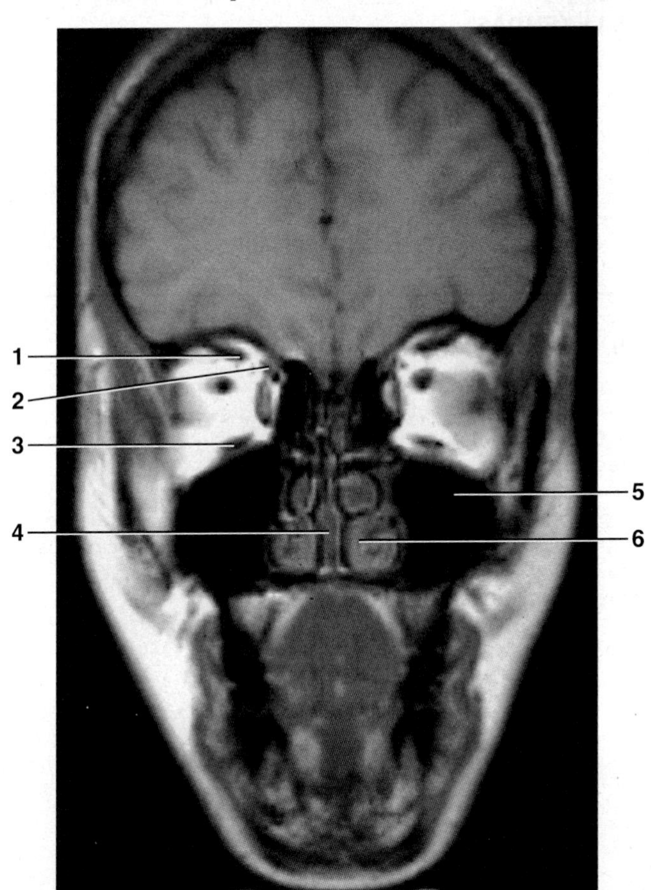

I. LEYENDAS

1. **Músculos recto superior y elevador del párpado superior**
2. **Músculo oblicuo superior**
3. **Músculos recto inferior y oblicuo inferior**
4. **Septum nasal**
5. **Seno maxilar**
6. **Concha nasal (cornete) inferior**

II. ANATOMÍA CLÍNICA

En una fractura que daña el piso de la órbita (por lo general, el piso o la pared medial es lo que se afecta en este tipo de fractura), los músculos oblicuo inferior y recto inferior a menudo quedan atrapados en la fractura, lo que limita los movimientos del ojo y provoca diplopia. Con frecuencia no es necesario realizar un procedimiento quirúrgico porque, conforme desaparece la inflamación, los músculos oculares se liberan del hueso y se restablecen los movimientos normales del ojo.

Cabeza y cuello

7.35

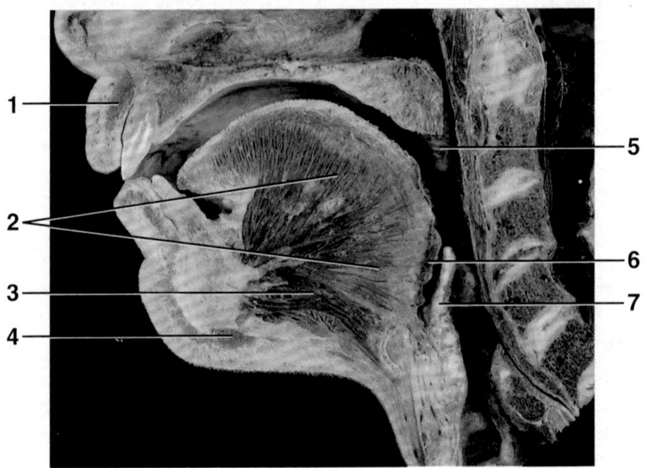

I. LEYENDAS

1. **Labio superior y músculo orbicular de la boca**
2. **Músculo geniogloso**
3. **Músculo genihioideo**
4. **Vientre anterior del músculo digástrico**
5. **Úvula**
6. **Tonsila (amígdala) lingual**
7. **Epiglotis**

II. ANATOMÍA CLÍNICA

El milohioideo y el vientre anterior del músculo digástrico están inervados por el nervio milohioideo, que es una rama del nervio alveolar inferior. El nervio milohioideo surge del nervio alveolar inferior antes de que éste entre al canal mandibular. Tanto el nervio milohioideo como el nervio alveolar inferior son ramas finales del nervio mandibular, que es la tercera división del nervio trigémino. Por lo tanto, la lesión del nervio mandibular paralizará estos músculos así como a los músculos de la masticación.

Cabeza y cuello

7.36

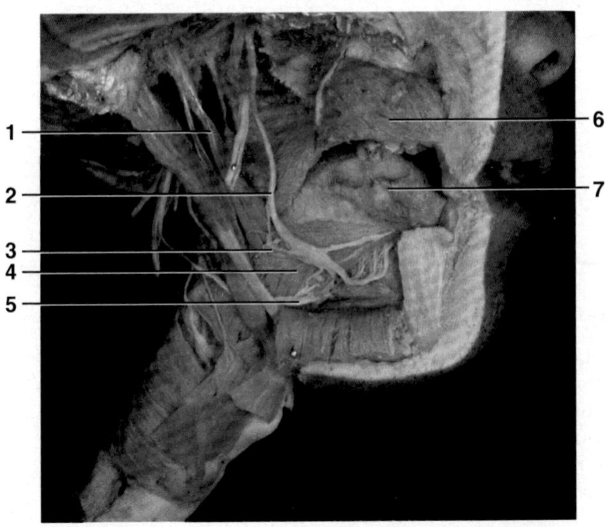

7.36

I. LEYENDAS

1. **Músculo estilogloso**
2. **Nervio lingual (V3)**
3. **Ganglio submandibular**
4. **Músculo hiogloso**
5. **Nervio hipogloso (nervio craneal XII)**
6. **Músculo buccinador**
7. **Lengua**

II. ANATOMÍA CLÍNICA

Durante la masticación, los músculos buccinadores se contraen para mantener la comida fuera del espacio que se encuentra entre los dientes y las mejillas. Si los músculos se paralizan por una lesión del nervio facial, el paciente tendrá que utilizar sus dedos para retirar la comida de este espacio.

Cabeza y cuello

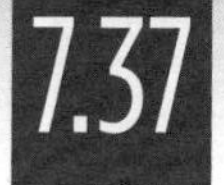

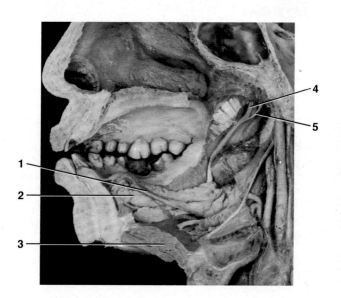

1
2
3
4
5

7.37

I. LEYENDAS

1. **Conducto submandibular**
2. **Glándula sublingual**
3. **Músculo genihioideo**
4. **Nervio lingual**
5. **Cuerda del tímpano**

II. PREGUNTA

Un paciente con una infección grave del oído medio ha perdido la función del nervio cuerda del tímpano. ¿Cuál de las siguientes opciones tendría más probabilidad de ser resultado de esta lesión?

- **A.** Disminución de la secreción de la glándula parótida
- **B.** Disminución de la secreción de la glándula submandibular
- **C.** Disminución de la secreción de la glándula lagrimal
- **D.** Disminución de la secreción de las glándulas nasales
- **E.** Disminución de la secreción de las glándulas laríngeas

La respuesta es B

Cabeza y cuello

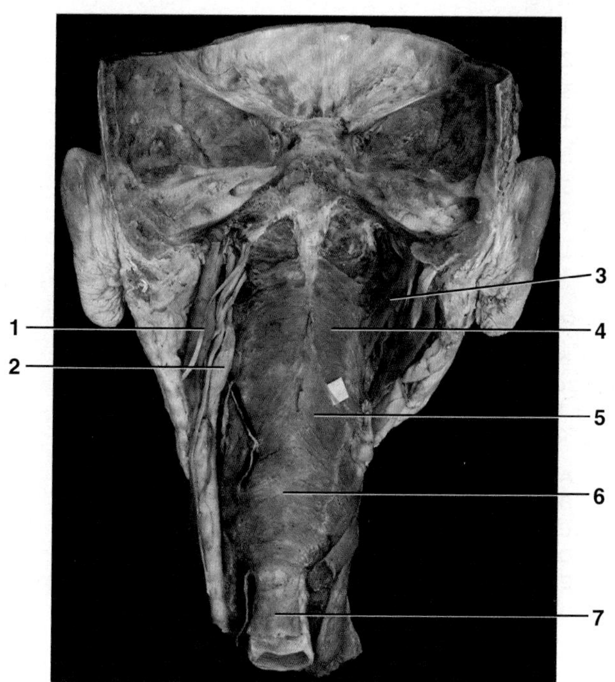

I. LEYENDAS

1. **Nervio accesorio**
2. **Ganglio cervical superior del tronco simpático**
3. **Músculo estilofaríngeo**
4. **Músculo constrictor superior de la faringe**
5. **Músculo constrictor medio de la faringe**
6. **Músculo constrictor inferior de la faringe**
7. **Esófago**

II. PREGUNTA

Un tumor en el vértice del pulmón izquierdo comprime el tronco simpático cervical del paciente. ¿Cuál de las siguientes afecciones es más probable que tenga el paciente en el lado izquierdo?

A. Papiledema
B. Síndrome de Horner
C. Parálisis de Bell
D. Disfagia
E. Ojos secos

La respuesta es B

Cabeza y cuello

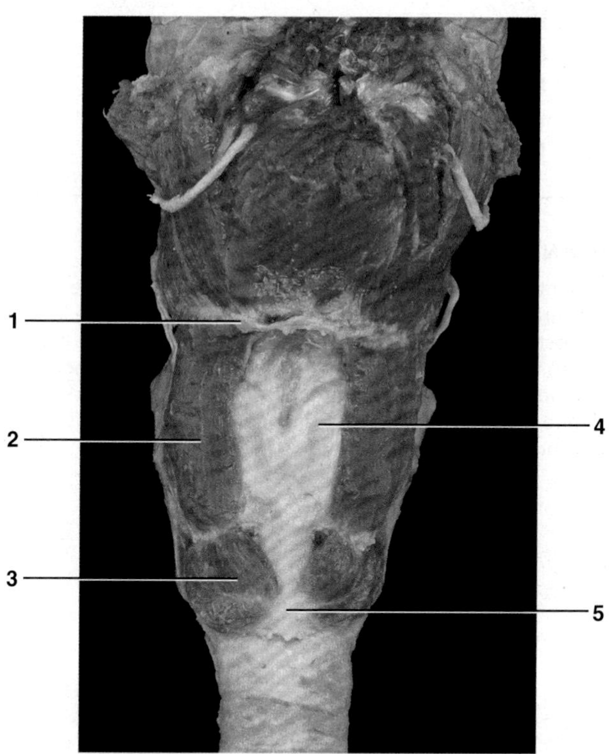

7.39

I. LEYENDAS

1. **Hueso hioides**
2. **Músculo tirohioideo**
3. **Músculo cricotiroideo**
4. **Cartílago tiroideo**
5. **Cartílago cricoides**

II. ANATOMÍA CLÍNICA

Durante la pubertad, el cartílago tiroides aumenta de manera considerable su tamaño bajo la influencia de la testosterona, produciendo la “manzana de Adán” en los hombres. El crecimiento del cartílago tiroides se relaciona con un aumento en la longitud de las cuerdas vocales, lo que provoca una menor frecuencia de la voz en los hombres en comparación con los niños.

Cabeza y cuello

7.40

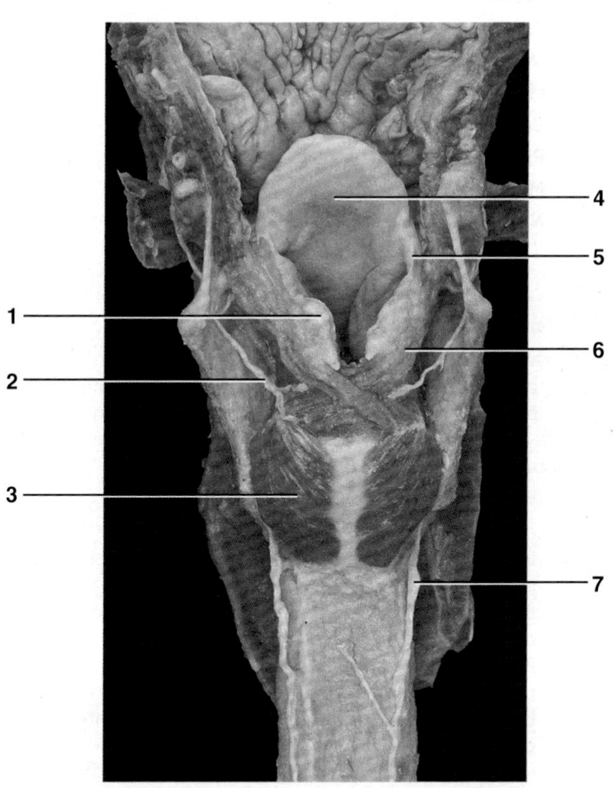

7.40

I. LEYENDAS

1. **Tubérculo cuneiforme**
2. **Nervio laríngeo superior**
3. **Músculo cricoaritenoideo superior**
4. **Epiglotis**
5. **Pliegue ariepiglótico**
6. **Músculo ariepiglótico**
7. **Nervio laríngeo inferior** (rama del nervio recurrente)

II. PREGUNTA

Mientras realiza una endarterectomía carotídea, un cirujano se da cuenta de inmediato de que de manera no intencional seccionó el nervio laríngeo superior izquierdo del paciente. ¿Cuál de las siguientes opciones es la más probable?

A. El paciente está más propenso a la aspiración de alimentos
B. El paciente tendrá dificultad para la abducción de las cuerdas vocales
C. El paciente tendrá dificultad para la aducción de las cuerdas vocales
D. El paciente perderá el sentido del gusto en el tercio posterior de su lengua
E. El paciente no podrá elevar la laringe durante la deglución

La respuesta es A

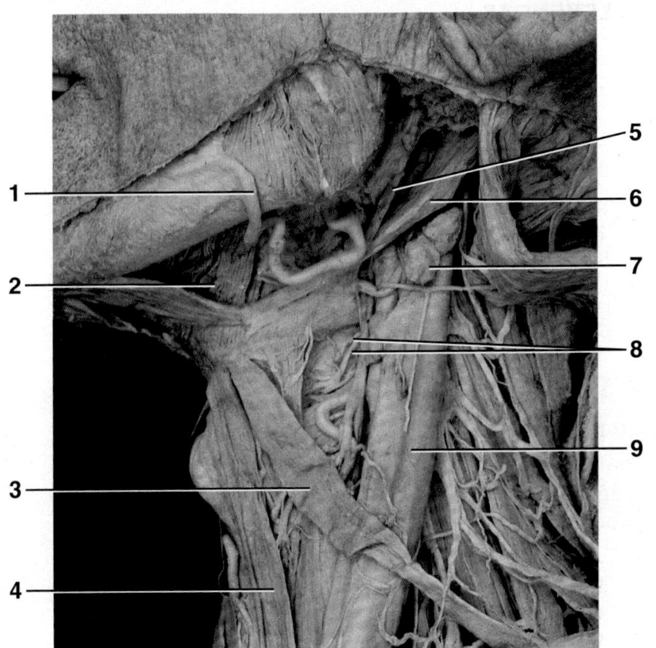
1
2
3
4
5
6
7
8
9

I. LEYENDAS

1. **Arteria facial**
2. **Músculo milohioideo**
3. **Músculo omohioideo**
4. **Músculo esternohioideo**
5. **Músculo estilohioideo**
6. **Vientre posterior del músculo digástrico**
7. **Nódulos linfáticos cervicales superiores**
8. **Arteria laríngea superior y rama interna del nervio laríngeo superior**
9. **Vena yugular interna**

II. PREGUNTA

Un tumor en el foramen yugular que comprime la vena yugular interna también podría comprimir uno de los siguientes grupos de nervios craneales:

A. VIII y IX
B. IX, X y XI
C. VII y VIII
D. VI y VII
E. X, XI y XII

La respuesta es B

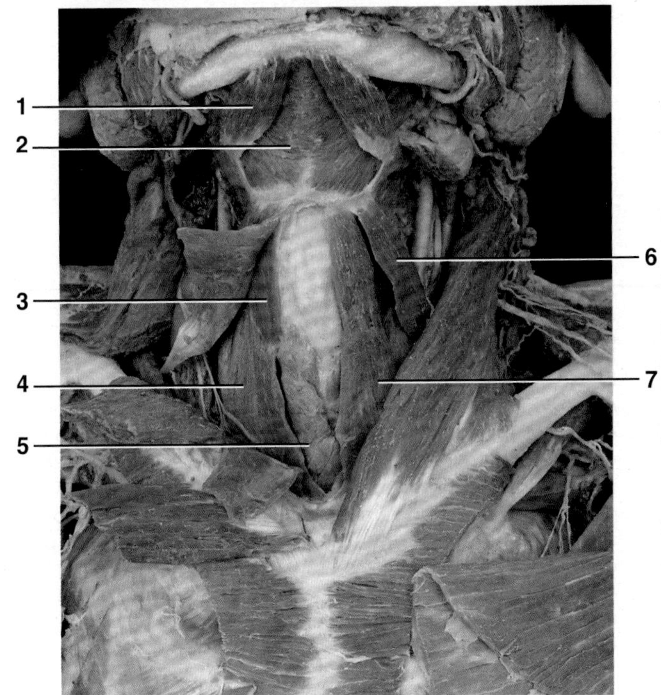

1
2
3
4
5
6
7

I. LEYENDAS

1. **Vientre anterior del músculo digástrico**
2. **Músculo milohioideo**
3. **Músculo tirohioideo**
4. **Músculo esternotiroideo**
5. **Glándula tiroides**
6. **Músculo omohioideo**
7. **Músculo esternohioideo**

II. ANATOMÍA CLÍNICA

El asa cervical está compuesta de una serie de asas de nervios pares desde C1 hasta C3 que inervan a los músculos infrahioideos, esternohioideo, esternotiroideo y omohioideo. La raíz superior del asa cervical viaja con el nervio hipogloso y se adhiere a él, pero las fibras de los dos nervios no se entremezclan. Por lo tanto, es un error sugerir que los músculos infrahioideos están inervados por el nervio hipogloso (nervio craneal XII), el cual sí inerva a casi todos los músculos de la lengua. Es evidente que una lesión del tronco del encéfalo que afecte al núcleo del hipogloso no afectaría las acciones de estos músculos.

Cabeza y cuello

7.43

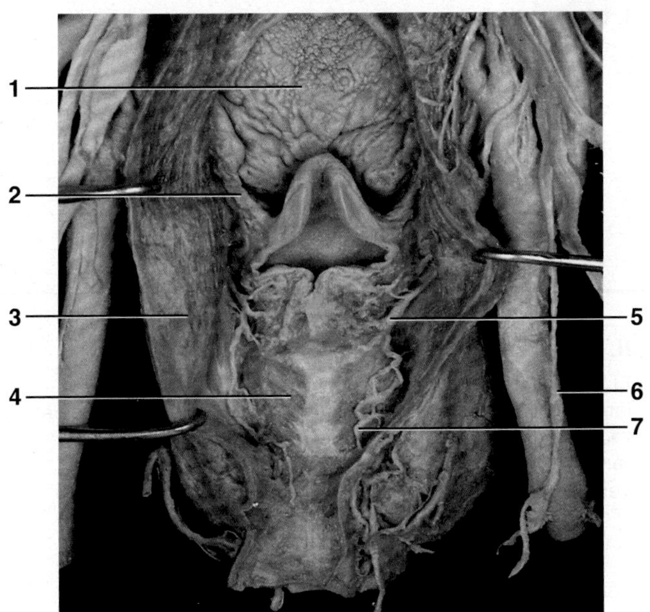

I. LEYENDAS

1. **Lengua**
2. **Pliegue glosoepiglótico lateral**
3. **Músculo constrictor inferior de la faringe**
4. **Músculo cricoaritenoideo posterior**
5. **Rama interna del nervio laríngeo superior**
6. **Tronco simpático**
7. **Nervio laríngeo inferior**

II. ANATOMÍA CLÍNICA

El nervio laríngeo inferior es la continuación del nervio laríngeo recurrente dentro de la laringe. Este nervio inerva todos los músculos laríngeos excepto al cricotiroideo y también da inervación sensorial a la mucosa inferior al ventrículo.

Encéfalo

8.1

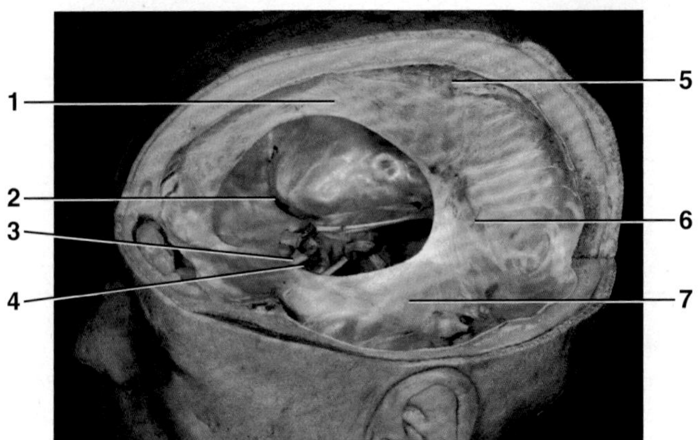

I. LEYENDAS

1. **Falce cerebral (hoz del cerebro)**
2. **Posición de la arteria meníngea media**
3. **Nervio óptico**
4. **Arteria carótida interna**
5. **Seno sagital superior**
6. **Seno recto**
7. **Tentorio del cerebelo**

II. ANATOMÍA CLÍNICA

La arteria meníngea media se localiza entre la duramadre y la superficie interna del cráneo. Su rama anterior cruza el pterión, que es un área vulnerable en donde los huesos de la calvaria (bóveda craneal) son muy delgados. La fractura de la calvaria en el pterión puede desgarrar a la arteria meníngea media, lo que provocaría un hematoma epidural que es una afección que pone en riesgo la vida y que requiere tratamiento de urgencia para aliviar el exceso de presión intracraneal causado por la acumulación de sangre en el espacio epidural.

Encéfalo

8.2

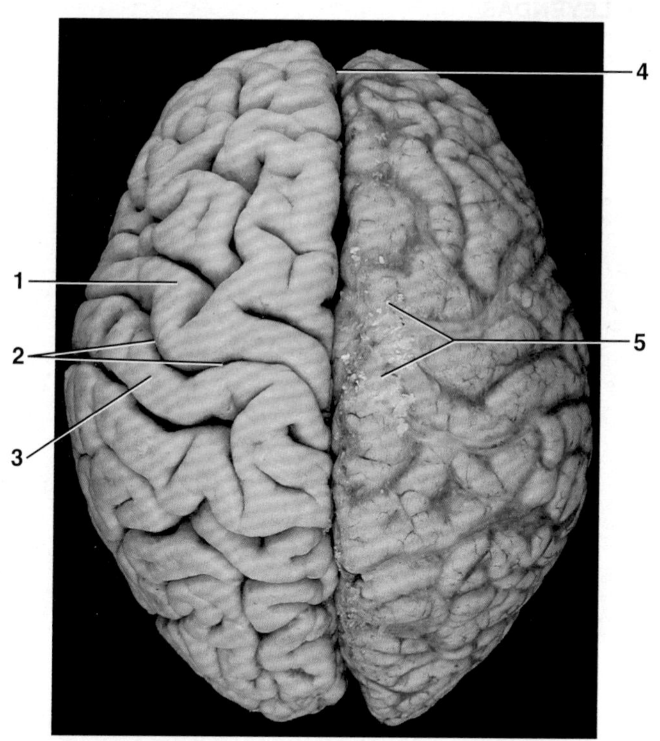

8.2

I. LEYENDAS

1. **Giro (circunvolución) precentral**
2. **Surco central**
3. **Giro (circunvolución) poscentral**
4. **Fisura longitudinal del cerebro**
5. **Granulaciones aracnoideas**

II. PREGUNTA

La obstrucción de las granulaciones aracnoideas evita que el líquido cerebroespinal se reabsorba en los senos venosos de la duramadre, lo cual daría como resultado una de las siguientes afecciones:

A. Edema cerebral
B. Hidrocefalia comunicante (no obstructiva)
C. Hidrocefalia no comunicante (obstructiva)
D. Meningitis
E. Hemorragia intracraneal

La respuesta es B

Encéfalo

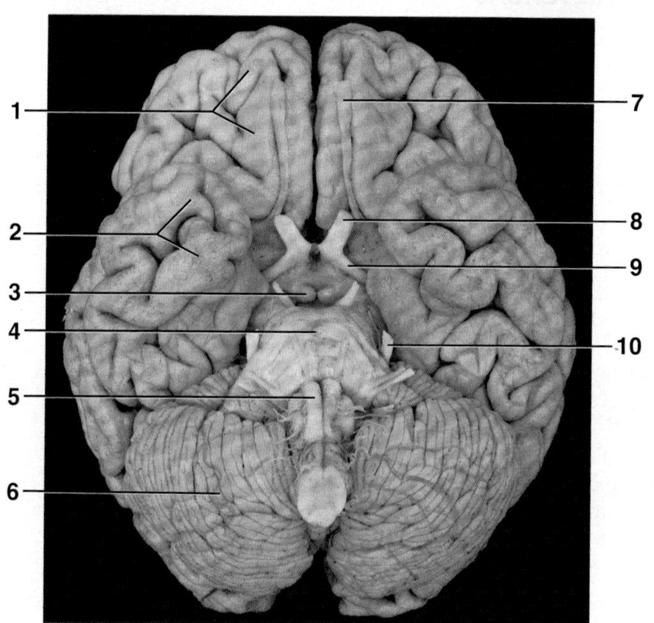

8.3

I. LEYENDAS

1. **Lóbulo frontal**
2. **Lóbulo temporal**
3. **Cuerpo mamilar**
4. **Puente**
5. **Pirámide de la médula oblongada**
6. **Cerebelo**
7. **Bulbo olfatorio**
8. **Nervio óptico**
9. **Tracto óptico**
10. **Nervio trigémino (nervio craneal V)**

II. PREGUNTA

El quiasma óptico se localiza arriba de la glándula hipófisis y se puede comprimir por un adenoma hipofisario. ¿Qué patrón de pérdida de la visión resultaría de la compresión del quiasma óptico?

A. Ceguera completa en ambos ojos
B. Hemianopsia binasal
C. Hemianopsia bitemporal
D. Hemianopsia superior de ambos ojos
E. Hemianopsia inferior de ambos ojos

La respuesta es C

Encéfalo

8.4

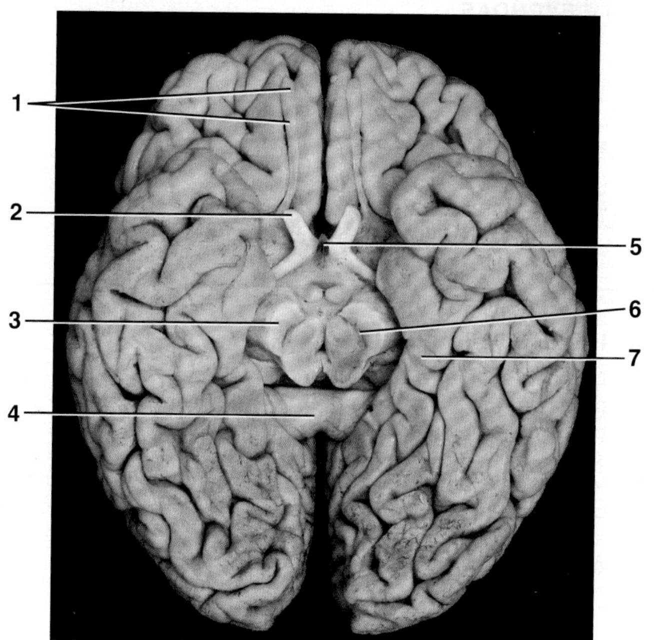

I. LEYENDAS

1. **Bulbo y tracto olfatorio**
2. **Nervio óptico**
3. **Pedúnculo cerebral**
4. **Cuerpo calloso**
5. **Infundíbulo**
6. **Sustancia negra**
7. **Giro (circunvolución) del parahipocampo**

II. ANATOMÍA CLÍNICA

La sustancia negra es una colección de neuronas dopaminérgicas localizadas en el mesencéfalo. Es parte de los ganglios basales, una colección de núcleos subcorticales que regulan la función motora. La muerte de las neuronas dopaminérgicas en la sustancia negra es una de las características de la enfermedad de Parkinson. Los síntomas de la enfermedad de Parkinson incluyen temblor, acinesia, bradicinesia, rigidez y máscara facial.

Encéfalo

8.5

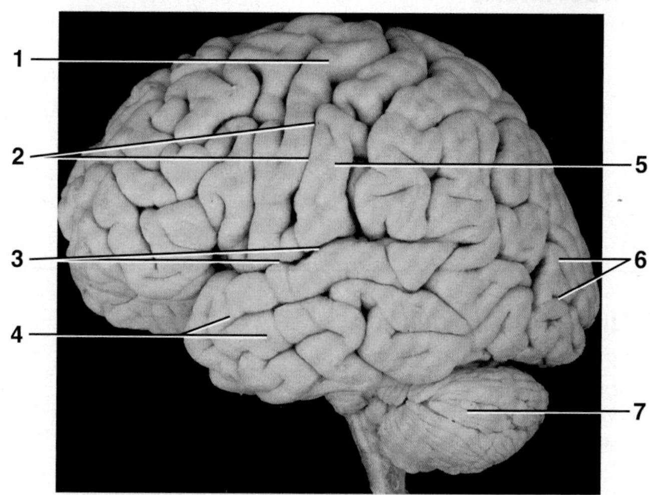

I. LEYENDAS

1. **Giro (circunvolución) precentral**
2. **Surco central**
3. **Surco lateral**
4. **Lóbulo temporal**
5. **Giro (circunvolución) poscentral**
6. **Lóbulo occipital**
7. **Cerebelo**

II. ANATOMÍA CLÍNICA

El giro (circunvolución) precentral es el área motora principal de la corteza, la cual controla los movimientos voluntarios en el lado contralateral del cuerpo y la cara. El giro (circunvolución) poscentral es el área somatosensorial principal de la corteza, que procesa las sensaciones provenientes del lado contralateral del cuerpo y la cara. Estas dos áreas contienen una representación topográfica del cuerpo (homúnculos), con la cara localizada en sentido lateral y las piernas y los pies en sentido medial. Las lesiones en el giro (circunvolución) pre y/o poscentral causan la pérdida del control motor y/o de la sensibilidad en el lado contralateral de la cara y/o el cuerpo.

Encéfalo

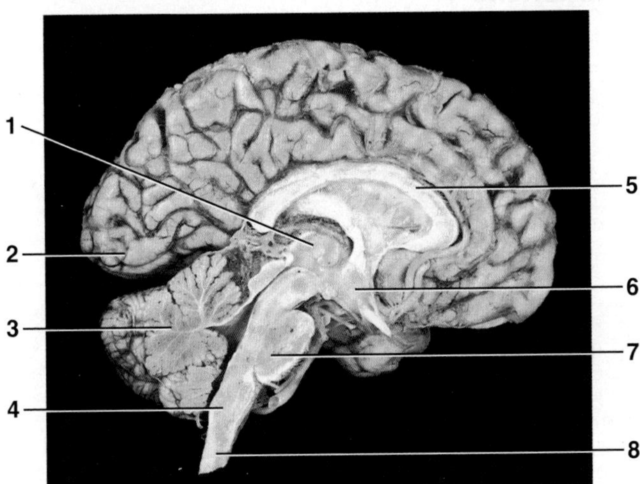

8.6

I. LEYENDAS

1. **Tálamo**
2. **Lóbulo occipital**
3. **Cerebelo**
4. **Médula oblongada**
5. **Cuerpo calloso**
6. **Hipotálamo**
7. **Puente**
8. **Médula espinal**

II. PREGUNTA

Un hombre de 45 años de edad ha presentado alteraciones en el ciclo de sueño-vigilia que resultaron ser producto de las sobrecargas nocturnas anormales en la secreción de melatonina. ¿Qué área del encéfalo está involucrada en la regulación de los ciclos circadianos?

A. Hipotálamo
B. Corteza insular
C. Mesencéfalo
D. Puente
E. Tálamo

La respuesta es A

Encéfalo

8.7

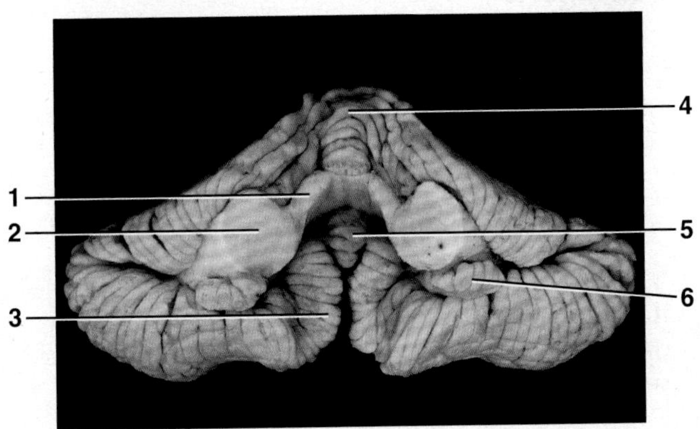

I. LEYENDAS

1. **Pedúnculo cerebeloso superior**
2. **Pedúnculo cerebeloso medio**
3. **Tonsila (amígdala) cerebelosa**
4. **Vermis**
5. **Nódulo de la vermis**
6. **Flóculo del cerebelo**

II. PREGUNTA

Un hombre indigente de 58 años de edad fue llevado al servicio de urgencias por unos buenos samaritanos que lo encontraron colapsado en la calle. Tiene antecedente de 35 años de abuso de alcohol y en la exploración física es incapaz de sentarse sin sujetarse (ataxia troncal) y camina con una marcha de base amplia. Se le diagnostica ataxia cerebelosa debido a su alcoholismo crónico. ¿Qué región del cerebelo es probable que esté afectada en este paciente?

A. Hemisferios del cerebelo
B. Tonsilas (amígdalas) cerebelosas
C. Vermis cerebeloso
D. Lóbulo floculonodular
E. Pedúnculo cerebeloso medio

La respuesta es C

Encéfalo

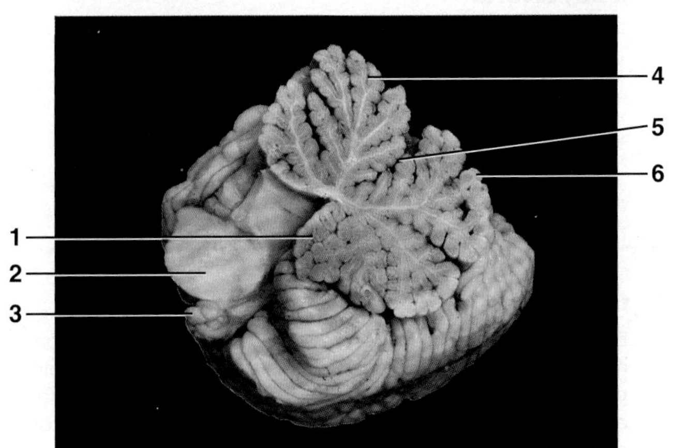

I. LEYENDAS

1. **Nódulo del vermis**
2. **Pedúnculo cerebeloso medio**
3. **Flóculo del cerebelo**
4. **Culmen del vermis**
5. **Fisura principal del cerebelo**
6. **Declive del vermis**

II. ANATOMÍA CLÍNICA

El cerebelo tiene un papel importante en la coordinación motora. Los pacientes que tienen trastornos del cerebelo presentan ataxia, que es un síndrome generalizado de falta de coordinación que incluye la marcha y los movimientos de las extremidades, lenguaje farfullante y alteraciones oculomotoras.

Encéfalo

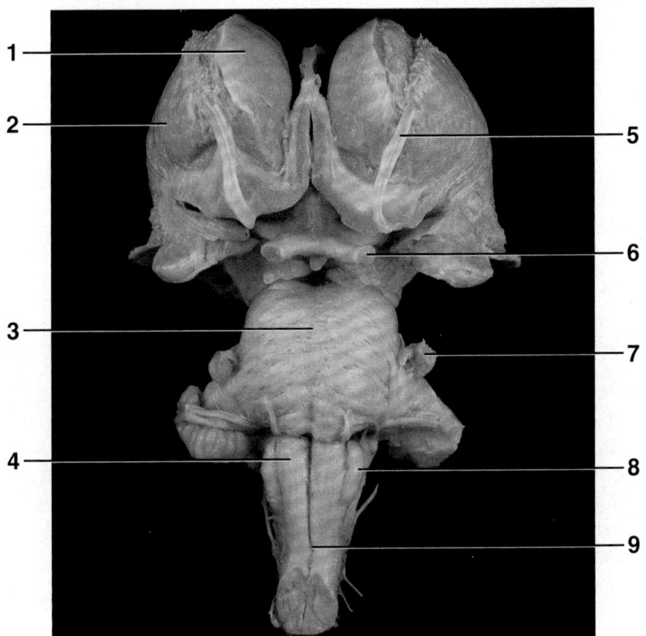

8.9

I. LEYENDAS

1. **Núcleo caudado**
2. **Núcleo lentiforme**
3. **Puente**
4. **Pirámide de la médula oblongada**
5. **Tracto olfatorio**
6. **Nervio óptico (nervio craneal II)**
7. **Nervio trigémino (nervio craneal V)**
8. **Núcleo olivar inferior**
9. **Decusación de las pirámides**

II. PREGUNTA

Un hombre de 63 años de edad fue enviado al neurólogo después de tener un evento vascular cerebral. Se presenta con hemiparesia y pérdida de la propiocepción, ambas en el lado izquierdo, y cuando se le pide que saque la lengua, ésta se desvía hacia la derecha. ¿Cuál es la localización más probable de la lesión?

A. Lado izquierdo de la médula oblongada
B. Lado izquierdo del puente
C. Lado derecho de la médula oblongada
D. Lado derecho del puente
E. Lado derecho del mesencéfalo

La respuesta es C

Encéfalo

8.10

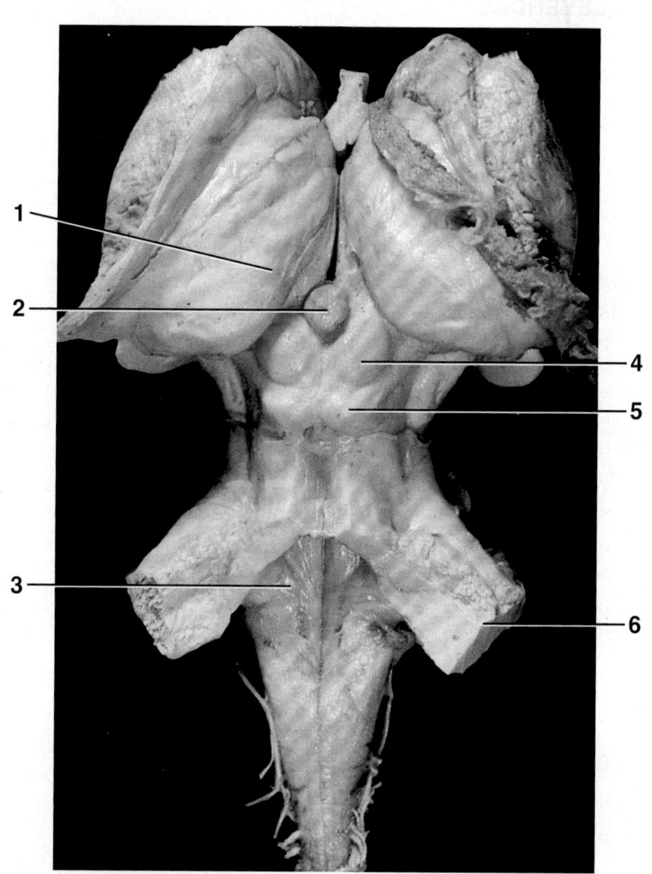

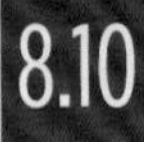

I. LEYENDAS

1. **Tálamo**
2. **Epífisis** (glándula pineal)
3. **Cuarto ventrículo**
4. **Colículo superior**
5. **Colículo inferior**
6. **Pedúnculo cerebeloso medio**

II. PREGUNTA

Un hombre de 40 años de edad se presenta con parálisis para mirar hacia arriba. Cuando intenta mirar hacia arriba se provoca un nistagmo de convergencia-retracción. El reflejo de acomodación está presente pero el reflejo pupilar ante la luz está ausente. ¿Cuál de las siguientes opciones explica mejor estos síntomas?

A. Síndrome mesencefálico dorsal (de Parinaud)
B. Síndrome de la médula oblongada (bulbar) lateral (de Wallenberg)
C. Síndrome de la médula oblongada (bulbar) medial
D. Síndrome mesencefálico paramediano (de Benedikt)
E. Hemiplejia superior alternante (síndrome de Weber)

La respuesta es A

Encéfalo

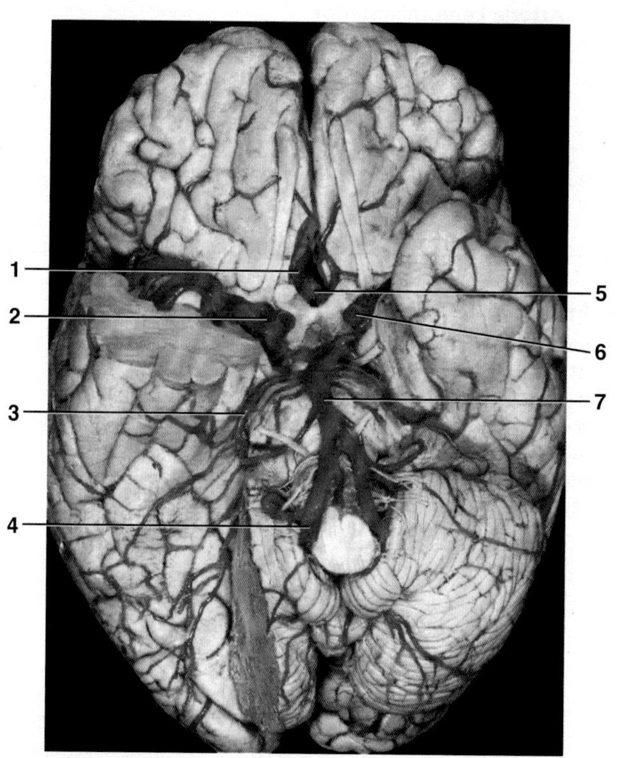

8.11

I. LEYENDAS

1. **Arteria cerebral anterior**
2. **Arteria cerebral media**
3. **Arteria cerebral posterior**
4. **Arteria vertebral**
5. **Arteria comunicante anterior**
6. **Arteria carótida interna**
7. **Arteria basilar**

II. ANATOMÍA CLÍNICA

El cerebro recibe irrigación de dos fuentes: las arterias carótidas internas aportan la circulación anterior y las arterias vertebrales aportan la circulación posterior. Las arterias comunicantes anterior y posterior conectan las dos circulaciones formando el círculo arterial del cerebro (de Willis), que aporta la circulación colateral en caso de que una de las arterias se bloquee.

Encéfalo

8.12

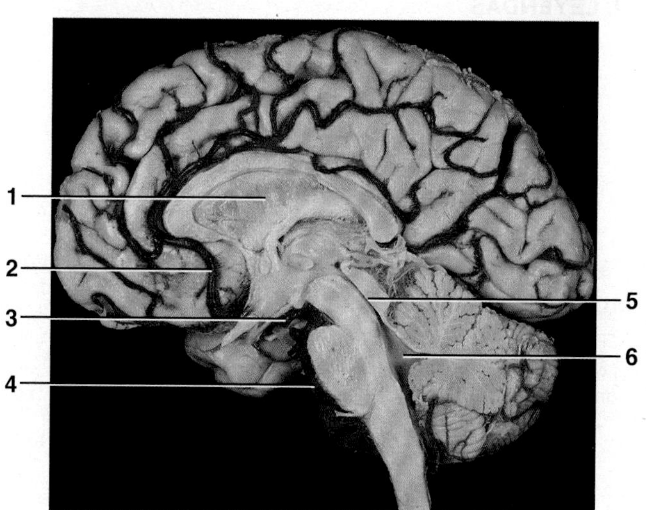

8.12

I. LEYENDAS

1. **Septo pelúcido**
2. **Arteria cerebral anterior**
3. **Arteria cerebral posterior**
4. **Arteria basilar**
5. **Acueducto cerebral**
6. **Cuarto ventrículo**

II. PREGUNTA

¿En qué región del cuerpo tendría el efecto más significativo un evento vascular cerebral que afecta la arteria cerebral anterior derecha?

A. Brazo izquierdo
B. Brazo derecho
C. Pierna izquierda
D. Pierna derecha
E. Lado izquierdo de la cara

La respuesta es C

Encéfalo

8.13

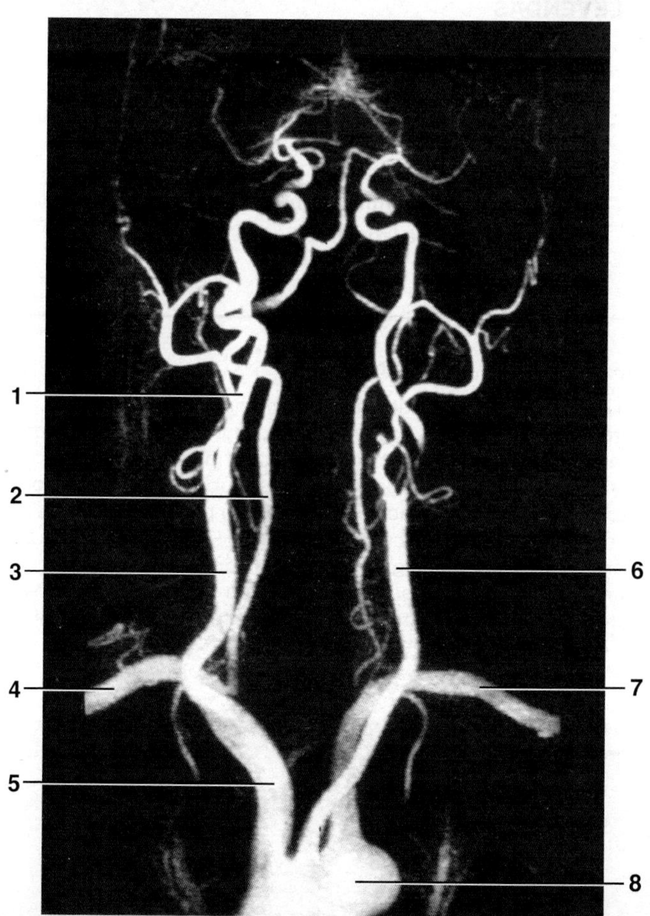

8.13

I. LEYENDAS

1. **Arteria carótida interna**
2. **Arteria vertebral**
3. **Arteria carótida común derecha**
4. **Arteria subclavia derecha**
5. **Tronco braquiocefálico**
6. **Arteria carótida común izquierda**
7. **Arteria subclavia izquierda**
8. **Arco de la aorta**

II. ANATOMÍA CLÍNICA

La estenosis de la carótida es un estrechamiento de las arterias carótidas provocado por la acumulación de placas de ateroesclerosis. La bifurcación de la carótida es una ubicación común de la ateroesclerosis. Desde esta ubicación, los émbolos provenientes de una placa aterosclerótica pueden viajar hacia el cerebro y ocluir la circulación cerebral. El ataque isquémico transitorio (AIT), que algunas veces se conoce como *mini evento vascular cerebral*, a menudo es un síntoma de estenosis carotídea. El AIT se distingue de un evento vascular cerebral en que el flujo sanguíneo al cerebro sólo se interrumpe temporalmente, y todos los déficits neurológicos se resuelven en 24 horas. Sin embargo, no se debe pasar por alto el AIT ya que muchas veces son "signos de alerta" de un evento vascular cerebral.

Encéfalo

8.14

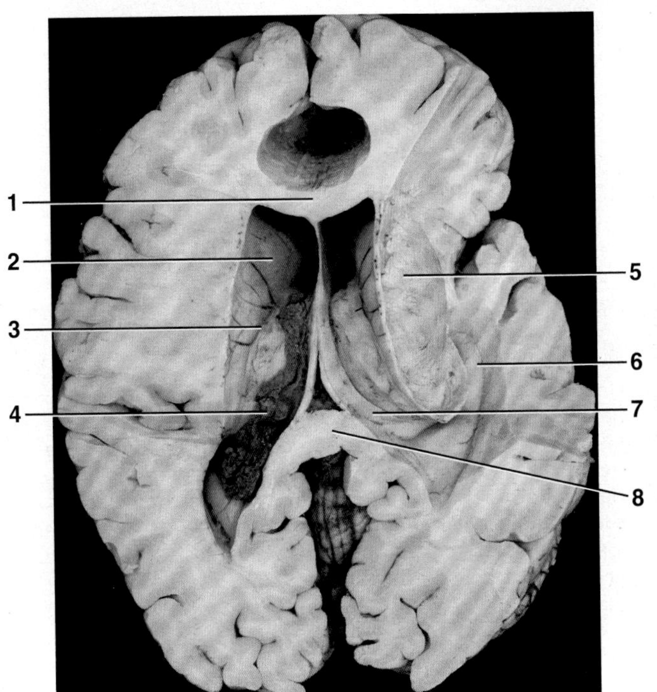

8.14

I. LEYENDAS

1. **Rodilla del cuerpo calloso**
2. **Cabeza del núcleo caudado**
3. **Estrías terminales**
4. **Plexo coroideo del ventrículo lateral**
5. **Putamen**
6. **Pie del hipocampo**
7. **Cruz del fórnix**
8. **Rodete o esplenio del cuerpo calloso**

II. PREGUNTA

Un hombre de 35 años de edad visita al médico porque ha presentado movimientos involuntarios esporádicos y se han vuelto cada vez más descoordinados. Las pruebas genéticas revelaron que el paciente tenía enfermedad de Huntington, una enfermedad autosómica dominante provocada por la pérdida de las neuronas GABAérgicas en los ganglios basales. ¿Cuál de las siguientes estructuras es la más afectada en esta enfermedad?

A. Núcleo caudado/putamen
B. Globo pálido
C. Sustancia negra
D. Núcleo subtalámico
E. Tálamo

La respuesta es A

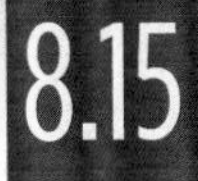

Encéfalo

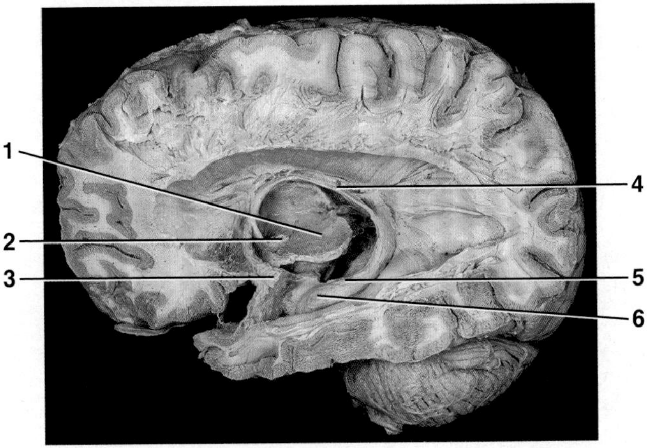

8.15

I. LEYENDAS

1. **Núcleo pulvinar del tálamo**
2. **Cuerpo mamilar**
3. **Comisura anterior**
4. **Fórnix**
5. **Fimbria del hipocampo**
6. **Pie del hipocampo**

II. PREGUNTA

Por la mañana, cuando conducía hacia su trabajo, una enfermera del servicio de urgencias presentó súbitamente un déjà vu intenso, que se acompañó de la percepción de olor a plástico quemado. La sensación pasó después de unos minutos y el resto del trayecto transcurrió sin incidentes. Cuando llegó al hospital, le comentó su experiencia a uno de los médicos, quien le sugirió que podría haber presentado una crisis de epilepsia. ¿Cuál es la ubicación más probable de la epilepsia?

A. Lóbulo frontal
B. Lóbulo parietal
C. Lóbulo occipital
D. Lóbulo temporal
E. Epilepsia generalizada sin ubicación específica

La respuesta es D

Encéfalo

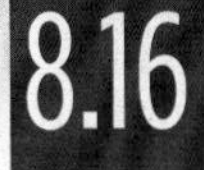

1
2
3
4
5
6
7

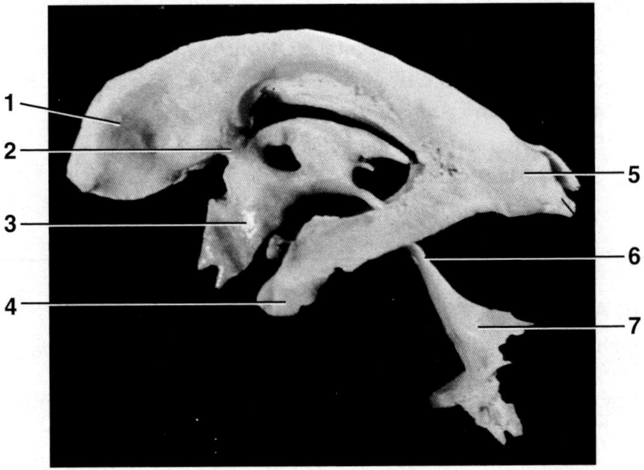

I. LEYENDAS

1. **Cuerno anterior del ventrículo lateral**
2. **Foramen interventricular de Monro**
3. **Tercer ventrículo**
4. **Cuerno inferior del ventrículo lateral**
5. **Cuerno posterior del ventrículo lateral**
6. **Acueducto cerebral**
7. **Cuarto ventrículo**

II. ANATOMÍA CLÍNICA

La hidrocefalia es una afección en la cual existe una excesiva acumulación de líquido cerebroespinal (LCE) en el cerebro. Hay dos tipos de hidrocefalia: comunicante y no comunicante. La hidrocefalia comunicante se presenta cuando el flujo de LCE está bloqueado después de que sale de los ventrículos, por lo tanto, la comunicación entre los ventrículos está intacta. La hidrocefalia no comunicante u "obstructiva" se presenta cuando el flujo de LCE está bloqueado a lo largo de uno de los pasajes que conectan a los ventrículos. La hidrocefalia se trata con mayor frecuencia insertando una derivación para drenar el exceso de LCE del cerebro.

Encéfalo

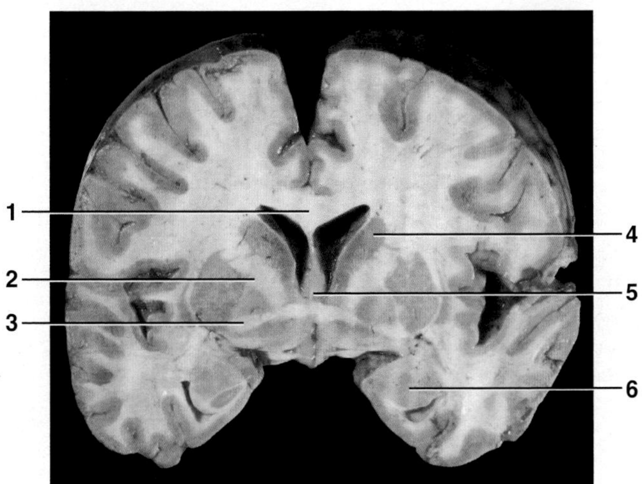

8.17

I. LEYENDAS

1. **Cuerpo calloso**
2. **Cápsula interna**
3. **Comisura anterior**
4. **Cabeza del núcleo caudado**
5. **Columna del fórnix**
6. **Cuerpo amigdalino o amígdala cerebral**

II. PREGUNTA

¿Cuál de las siguientes opciones sería resultado de las lesiones bilaterales de la porción anterior de los lóbulos temporales?

A. Afasia de Broca
B. Síndrome de heminegligencia
C. Síndrome de Klüver-Bucy
D. Prosopagnosia
E. Afasia de Wernicke

La respuesta es C

Encéfalo

8.18

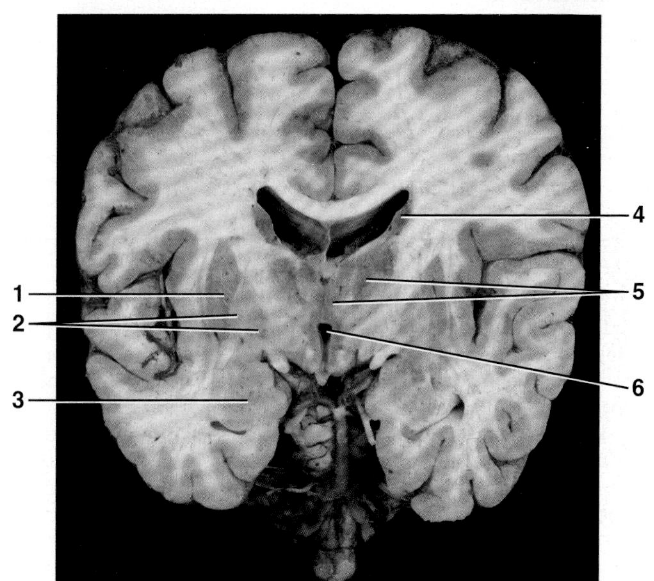

8.18

I. LEYENDAS

1. **Putamen**
2. **Globo pálido**
3. **Amígdala**
4. **Núcleo caudado**
5. **Tálamo**
6. **Tercer ventrículo**

II. ANATOMÍA CLÍNICA

El tálamo es una estación de relevos para la información que viaja hacia y desde la corteza cerebral. Toda la información sensorial, excepto la olfacción, se releva a través del tálamo antes de que llegue a la corteza. Los eventos vasculares cerebrales del tálamo a menudo provocan síndrome de dolor talámico (síndrome de Dejerine-Roussy) y pérdida contralateral de la sensibilidad, acompañada de dolor, que es constante y puede variar de intensidad leve a grave.

Encéfalo

8.19

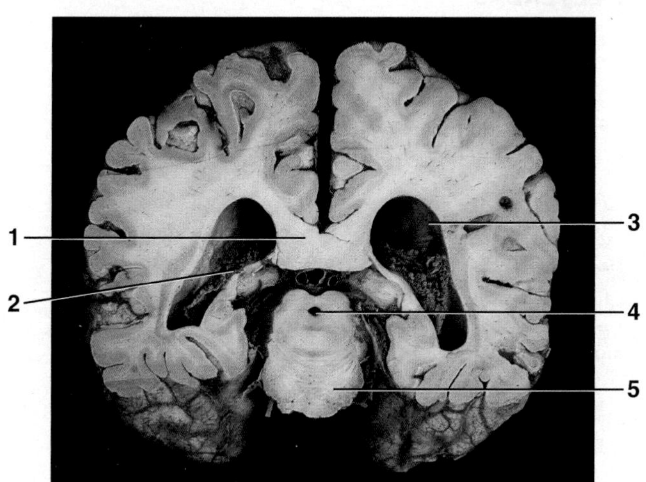

8.19

I. LEYENDAS

1. **Cuerpo calloso**
2. **Plexo coroideo del ventrículo lateral**
3. **Ventrículo lateral**
4. **Acueducto cerebral**
5. **Puente y fibras pontinas transversas**

II. PREGUNTA

El síndrome de enclaustramiento puede ser provocado por un evento vascular cerebral que afecta a uno de los siguientes vasos:

- **A.** Arteria cerebral anterior
- **B.** Arteria cerebral media
- **C.** Arteria basilar
- **D.** Arterias lenticuloestriadas
- **E.** Arteria cerebelosa inferior posterior

La respuesta es C

Encéfalo

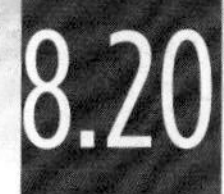

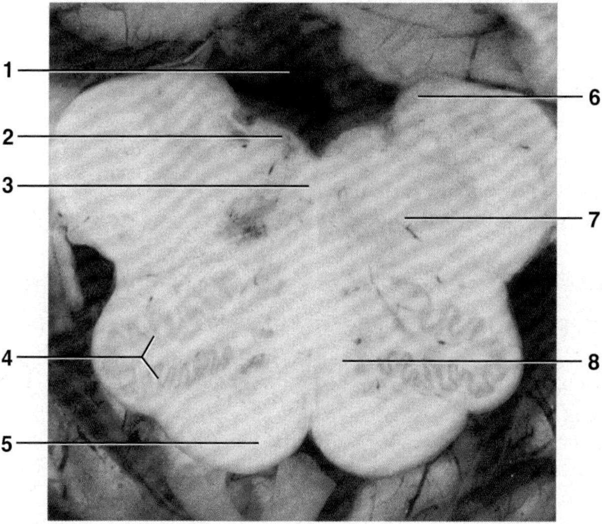

8.20

I. LEYENDAS

1. **Cuarto ventrículo**
2. **Núcleo del hipogloso**
3. **Fascículo longitudinal medial**
4. **Núcleo olivar inferior**
5. **Fibras corticoespinales**
6. **Núcleo vestibular**
7. **Formación reticular**
8. **Lemnisco medial**

II. PREGUNTA

Un paciente se presenta con pérdida de la sensibilidad al dolor y la temperatura en el lado derecho del cuerpo y en el lado izquierdo de la cara. También ha presentado dificultad para deglutir (disfagia), lenguaje farfullante (disartria) y vértigo. ¿La lesión de cuál de los siguientes vasos provocaría estos síntomas?

A. Arteria espinal anterior izquierda
B. Arteria cerebelosa inferior anterior izquierda
C. Arteria cerebelosa inferior anterior derecha
D. Arteria cerebelosa inferior posterior izquierda
E. Arteria cerebelosa inferior posterior derecha

La respuesta es D

Encéfalo

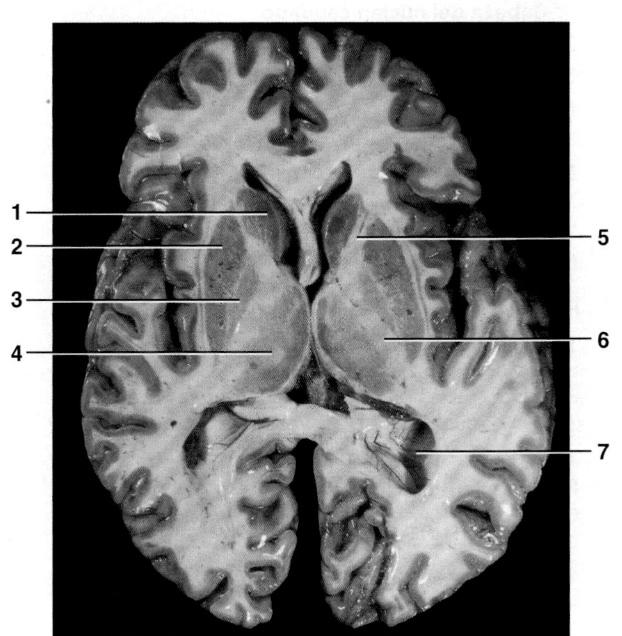

8.21

I. LEYENDAS

1. **Cabeza del núcleo caudado**
2. **Putamen**
3. **Globo pálido**
4. **Tálamo**
5. **Brazo anterior de la cápsula interna**
6. **Brazo posterior de la cápsula interna**
7. **Cuerno posterior del ventrículo lateral**

II. PREGUNTA

Un paciente se presenta con sacudidas, movimientos balísticos de las extremidades que se originan del hombro y la cadera. ¿La lesión de cuál de las siguientes estructuras podría provocar este tipo de trastorno del movimiento?

A. Núcleo caudado
B. Putamen
C. Sustancia negra
D. Núcleo subtalámico
E. Tálamo

La respuesta es D

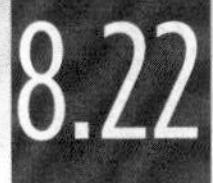

Encéfalo

1
2
3
4
5
6

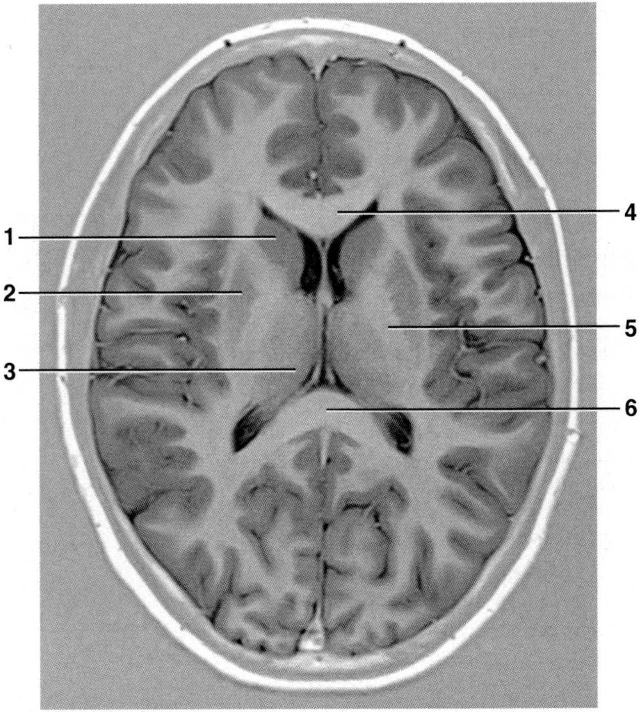

8.22

I. LEYENDAS

1. **Cabeza del núcleo caudado**
2. **Putamen**
3. **Tálamo**
4. **Rodilla del cuerpo calloso**
5. **Cápsula interna**
6. **Rodete o esplenio del cuerpo calloso**

II. PREGUNTA

Una mujer de 74 años de edad recientemente tuvo un evento vascular cerebral leve. Cuando regresó a casa, después de la hospitalización, su esposo observó cierta conducta inusual. Sólo se peinaba del lado derecho de la cabeza y únicamente se aplicaba maquillaje en el lado derecho de la cara. También sólo comía del lado derecho del plato y parecía ignorar por completo a su esposo cuando él la abordaba por el lado izquierdo. ¿Cuál es el lugar más probable en el que se presentó el evento vascular cerebral para causar estas conductas?

A. Cuerpo calloso
B. Cerebelo derecho
C. Giro (circunvolución) precentral derecha
D. Giro (circunvolución) poscentral derecha
E. Corteza parietal posterior derecha

La respuesta es E

Encéfalo

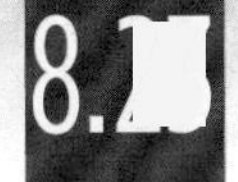

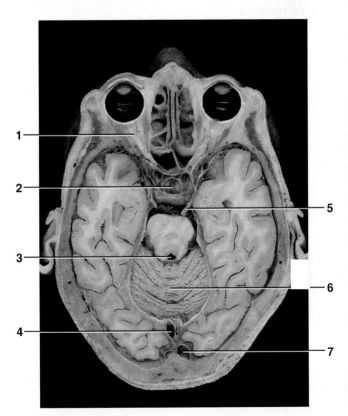

1

2

3

4

5

6

7

8.23

I. LEYENDAS

1. **Nervio óptico**
2. **Hipófisis** (glándula pituitaria)
3. **Acueducto cerebral** (inicio del cuarto ventrículo)
4. **Seno recto**
5. **Nervio oculomotor**
6. **Vermis del cerebelo**
7. **Seno transverso**

II. ANATOMÍA CLÍNICA

El papiledema es una afección en la cual el disco óptico (papila) se inflama como resultado del aumento de la presión intracraneal. La vaina del nervio óptico se continúa con el espacio subaracnoideo del cerebro, por lo tanto, los aumentos en la presión intracraneal se pueden transmitir al disco óptico (papila). El papiledema produce congestión de las venas de la retina y hemorragias alrededor del disco óptico (papila). Si el papiledema se prolonga puede provocar ceguera si no se trata la causa subyacente.

Encéfalo

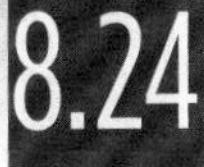

1
2
3
4
5
6

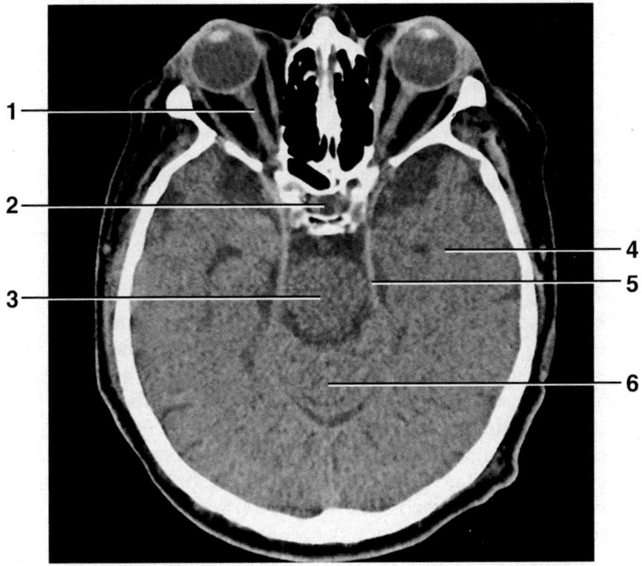

I. LEYENDAS

1. **Nervio óptico**
2. **Hipófisis** (glándula pituitaria)
3. **Puente**
4. **Lóbulo temporal**
5. **Tentorio cerebelar**
6. **Vermis del cerebelo**

II. ANATOMÍA CLÍNICA

El tentorio del cerebelo es un pliegue de duramadre que separa al cerebro, el cual se localiza en el espacio supratentorial, del cerebelo, que se localiza en el espacio infratentorial. Existe una abertura, la incisura tentorial, que permite el paso del tronco del encéfalo. El aumento de la presión intracraneal en el espacio supratentorial puede provocar que algunas partes del lóbulo temporal, en particular el uncus, se hernien a través de la incisura tentorial (hernia del uncus). La hernia del uncus aplica presión en las estructuras del tronco del encéfalo, lo que produce dilatación de la pupila, oftalmoplejia y hemiparesia.

Encéfalo

8.25

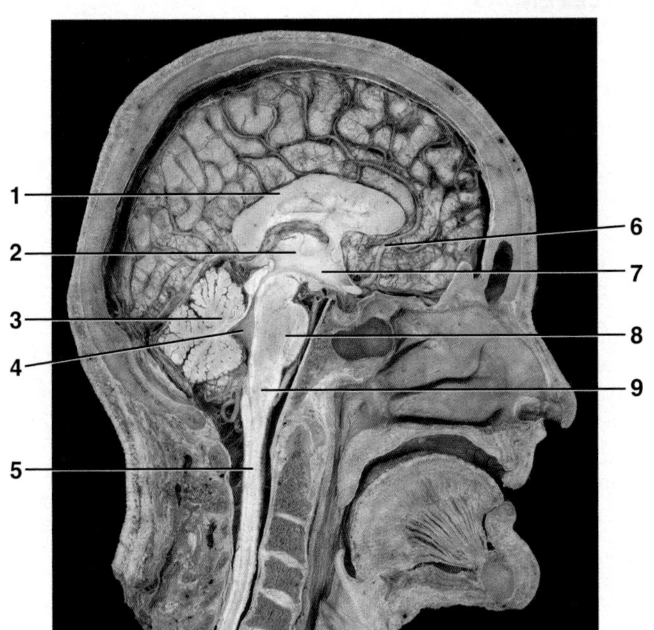

8.25

I. LEYENDAS

1. **Cuerpo calloso**
2. **Tálamo**
3. **Cerebelo**
4. **Cuarto ventrículo**
5. **Médula espinal**
6. **Arteria cerebral anterior**
7. **Hipotálamo**
8. **Puente**
9. **Médula oblongada**

II. PREGUNTA

El evento vascular cerebral de la arteria cerebral posterior izquierda que afecta a la corteza visual primaria izquierda provocaría el siguiente patrón de pérdida visual:

A. Ceguera del ojo izquierdo
B. Ceguera del ojo derecho
C. Hemianopsia homónima izquierda
D. Hemianopsia homónima derecha
E. Hemianopsia homónima derecha sin afectación macular

La respuesta es E

Encéfalo

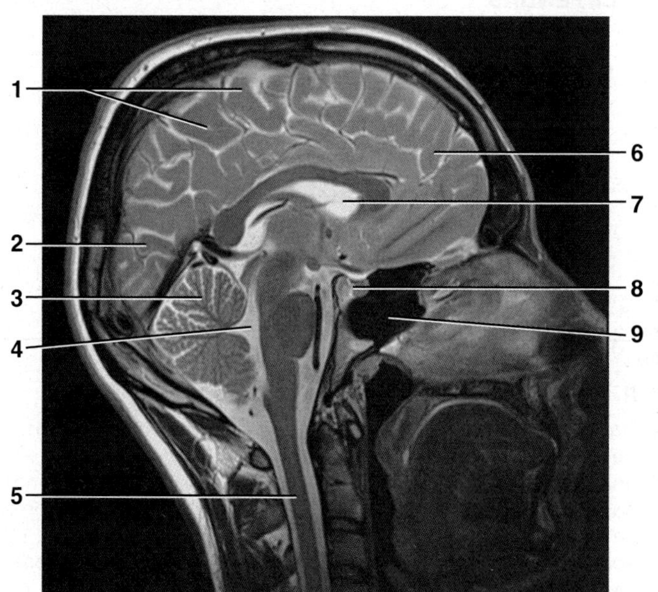

I. LEYENDAS

1. **Lóbulo parietal**
2. **Lóbulo occipital**
3. **Cerebelo**
4. **Cuarto ventrículo**
5. **Médula espinal**
6. **Lóbulo frontal**
7. **Ventrículo lateral**
8. **Fosa hipofisaria con glándula hipófisis**
9. **Seno esfenoidal**

II. ANATOMÍA CLÍNICA

Dado que la fosa hipofisaria está inmediatamente por detrás del seno esfenoidal, la cirugía endoscópica transesfenoidal es una técnica de penetración corporal mínima (invasión mínima) para tener acceso a la glándula hipófisis y eliminar los tumores. Se inserta un endoscopio por la nariz y se hacen pequeñas aberturas a través de las paredes del seno esfenoidal y la fosa hipofisaria para llegar a la glándula hipófisis.